DE LA

RUPTURE DES ANÉVRYSMES

DE L'AORTE

DANS LA

TRACHÉE ET LES BRONCHES

PAR

L. ORDONNEAU,

Docteur en médecine de la Faculté de Paris,
Ex-interne des hôpitaux de Nantes,
Ex préparateur de chimie et d'histoire naturelle à l'École de médecine de Nantes,
Lauréat de la même Ecole (1871),
Membre de la Société anatomique de la Loire-Inférieure.

Avec 4 planches dessinées d'après nature et lithographiées.

PARIS

V. ADRIEN DELAHAYE ET C° LIBRAIRES-ÉDITEURS

Place de l'École-de-Médecine.

1875

DE LA

RUPTURE DES ANÉVRYSMES

DE L'AORTE

DANS LA

TRACHÉE ET LES BRONCHES

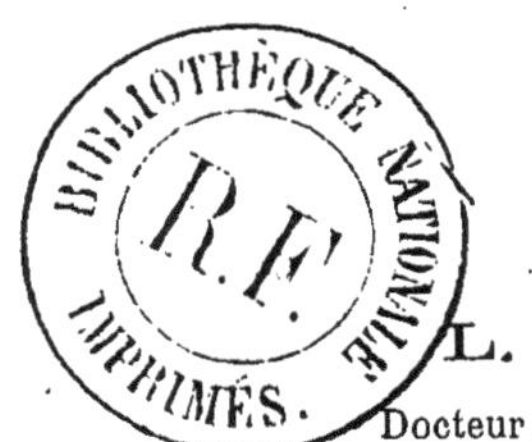

PAR

L. ORDONNEAU,

Docteur en médecine de la Faculté de Paris,
Ex-interne des hôpitaux de Nantes,
Ex-préparateur de chimie et d'histoire naturelle à l'École de médecine de Nantes
Lauréat de la même Ecole (1871),
Membre de la Société anatomique de la Loire-Inférieure.

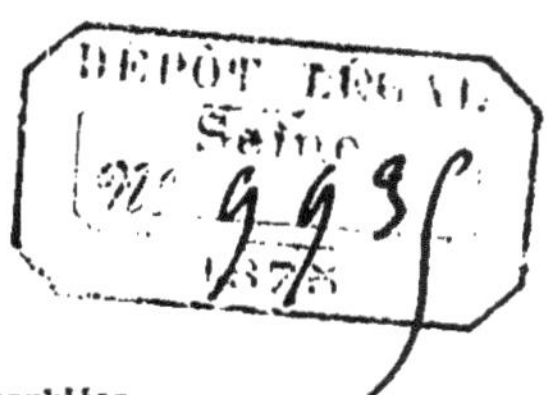

Avec 4 planches dessinées d'après nature et lithographiées.

PARIS
V. ADRIEN DELAHAYE ET Cᵒ LIBRAIRES-ÉDITEURS
Place de l'Ecole-de-Médecine.

1875

RUPTURE DES ANÉVRYSMES

DE L'AORTE

DANS LA TRACHÉE ET LES BRONCHES

A une époque déjà éloignée de nous, on regardait
la rupture des anévrysmes dans les voies pulmonaires
comme rares; aussi serait-il difficile d'en retrouver
des observations nombreuses dans le courant du
siècle passé: ce sont des objets de curiosité. La première que nous citerons est celle de Malloët, qui
n'en consigne qu'une seule pour l'année 1732, dans
les Mémoires de l'Académie des sciences, et qui est
rapportée elle-même par Richerand. Des faits nouveaux ont paru depuis cette époque; Richerand en
avait rassemblé trois, et cherchant même dans l'histoire, avait cru pouvoir établir sur un texte de Plu-
tarque, qui n'est rien moins que probant, que Sylla
était mort de la rupture d'un anévrysme dans les
bronches. A partir de ce moment, de nombreux
observateurs en ont rapporté d'autres cás, et Laënnec
même regarda les perforations de la trachée et des
bronches avec hémorrhagie interne, comme une

terminaison plus fréquente que la rupture dans l'œsophage.

Dans les descriptions d'autopsie faites après cet accident, la plupart des auteurs ont noté et décrit soigneusement les petites érosions cribriformes, quelquefois uniques, quelquefois multiples, que présente la muqueuse pulmonaire perforée; ils parlent longuement des caillots stratifiés de la poche qui obstruent l'orifice de communication, de certains autres caillots *en filets* qui traversent la trachée de part en part, des ulcérations qui se trouvent vis-à-vis du sac, ou à la paroi opposée de la trachée, mais on ne s'occupe guère de savoir quel est le mécanisme de ces ruptures; pour Richerand, il sembla que ce fût toujours une déchirure; les auteurs du *Compendium* prétendirent que les ruptures anévrysmales se faisaient dans les séreuses par déchirure, dans les membranes muqueuses par chute d'une eschare; Gairdner soutint au contraire qu'elles se faisaient plus fréquemment par ulcération dans les muqueuses. Nous essaierons avec quelques observations de constituer l'histoire de ces ruptures, nous éloignant autant que possible de toute théorie exclusive, acceptant les faits, les examinant et les interprétant nous-même lorsqu'il en sera besoin, et tâchant d'en tirer l'enseignement qu'on y peut voir, dans la mesure de nos forces.

Ici, nous devons nous excuser de la façon dont nous entendons procéder à cette recherche; les observations que nous avons recueillies sont nombreuses, et il nous est impossible dans le cours de cet essai de les rapporter, ni toutes, ni intégralement; nous avons été obligé de choisir. Pour ce qui est de l'historique de la maladie, des divers symptômes qui ont pu être intéressants à d'autres points de vue, et de certains détails de l'autopsie étrangers à notre sujet, nous avons dû les omettre; on nous le pardonnera.

Quant à l'ordre que nous avons suivi, nous avons cru que la meilleure méthode d'exposer des observations où les lésions sont, d'âge et d'espèces différentes, est de les rapporter dans la suite pathologique où se présentent ces lésions, que le processus s'en déduirait plus facilement, et que nos conclusions en seraient plus rigoureuses.

Nous avons donc suivi la méthode de synthèse, adoptée par M. Andral dans ses cliniques, qui sont un modèle dans ce genre.

Nous devons exprimer notre reconnaissance et notre gratitude à M. le professeur Béhier et à M. Liouville, pour les conseils qu'ils nous ont donnés et les renseignements qu'ils nous ont fournis; et nous prions M. Luneau, conservateur au Musée de l'École de médecine de Nantes, d'accepter nos remerciements pour la bienveillance qu'il nous a montrée.

La rupture des anévrysmes, en général, qu'elle se fasse dans les voies pulmonaires, les plèvres, le péricarde, l'œsophage ou à l'extérieur, est regardée comme la plus fréquente terminaison des anévrysmes de l'aorte (A. Tardieu). Jaccoud ne parle pas de la fréquence relative de leur rupture, ni de la rupture de la trachée en particulier; il en est de même de Grisolle. Nous avons recherché dans les Bulletins de la Société anatomique, parmi les nombreux cas d'anévrysmes de la crosse de l'aorte présentés avec leurs observations, quelles furent leurs terminaisons. Dans l'espace de 31 ans (1844-1875), 76 cas nous ont fourni les résultats suivants (1).

Suffocation, 27 cas..............	Menaces de rupture à l'intérieur et à l'extérieur.	8
	Pas de menaces.............	19
Rupture, 29 cas................	Trachée et bronches........	7
	Péricarde..................	5
	Poumons...................	5
	Plèvres....................	7
	OEsophage.................	4
	Au dehors.................	1
Terminaisons étrangères, 16 cas.	Pneumonie.................	5
	Pleurésie..................	2
	Phthisie...................	4
	Découverts à l'autopsie.....	5

La première chose qui frappe, dans ce tableau, est l'égalité de fréquence qui existe entre la terminaison par rupture et la terminaison par suffocation (dys-pnée, accès d'asystolie, d'asthme, d'angine). Quelque petite que soit cette statistique, il faut en tirer les conclusions qui en découlent. Si l'on observe qu'il y a 16 cas où la terminaison a ete étrangère à la rup-

(1) Si nous ne rapportons pas la statistique de M. Luton, c'est que sur plusieurs points la nôtre en diffère, notamment sur le nombre des ruptures dans les voies pulmonaires.

ture et à la suffocation, et que souvent on trouve à l'autopsie des dilatations de l'aorte qui n'ont encore donné aucun symptôme et que ces pièces ont été rarement portées à la Société anatomique, on verra claire ment que la mort par rupture est loin d'entrer pour moitié dans la terminaison des anévrysmes de la crosse.

Sur les 27 cas terminés par suffocation, 19 fois on n'a pas trouvé à l'autopsie de lésion du sac suffisamment avancée pour qu'on eût pu craindre une rupture quelconque dans un délai rapproché; mais 8 fois, c'est-à-dire presque dans 1/3 des cas, la rupture était pour ainsi dire imminente par suite de l'état anatomique des parties, ou on trouvait des ulcérations, quelquefois des perforations complètes du sac, lésions qui donnent à la mort par suffocation un aspect paradoxal.

Nous voyons que comparativement à la rupture dans les autres organes, la rupture dans la trachée et les bronches est la plus commune, comme le disait Laënnec; que la rupture, à l'extérieur, à travers les espaces intercostaux et la peau est excessivement rare, puisqu'on n'en trouve qu'un cas sur 76, bien que la tumeur vienne souvent faire saillie à l'extérieur.

Enfin, nous ferons remarquer combien est fréquente la terminaison par pneumonie qui est sous la dépendance, pour certains auteurs, de la compression d'un nerf, pour certains autres, de la compression de la bronche. Encore faut-il ajouter qu'elle s'est présentée nombre de fois dans le courant de la maladie sans entraîner la mort; c'est donc une complication sur laquelle il faut compter, car elle peut souvent entraîner la mort du malade.

ANATOMIE PATHOLOGIQUE.

Observation I (Résumée. Landouzy, Bulletin de la Société
anatomique).

F....., 45 ans, de constitution vigoureuse, a passé la moitié de
sa vie hors de France : en Russie, en Asie, en Afrique, à con-
duire des travaux comme maître charpentier. Le malade, entré
à l'hôpital, avait présenté une toux quinteuse, une bronchorrée
très-abondante, du cornage intermittent, et de la dysphagie.

En 1871, examiné par plusieurs médecins, il avait été traité
pour un asthme avec complication cardiaque. On suivait son
affection, et ses accidents cardio-pulmonaires confirmaient l'idée
d'un asthme, lorsqu'il fut emporté par une double pneumonie
franche.

Autopsie. — Le larynx offre son aspect normal. La trachée,
dans toute sa portion thoracique, décrivait une forte courbure à
concavité gauche, et présentait un léger degré de torsion sur
son axe de gauche à droite.

L'œsophage n'est guère en contact avec la portion membraneuse de la trachée que dans une étendue de 2 centimètres, il
se dévie brusquement et fortement à gauche, et n'affecte avec la
face gauche de la trachée que des rapports médiats.

Il est peu adhérent à la poche anévrysmale, et la muqueuse a
son aspect et sa consistance ordinaires. Après une coupe faite
sur sa portion membraneuse, la trachée apparaît dans ses deux
tiers inférieurs, aplatie par pression d'avant en arrière et de gauche à droite, en même temps que sa paroi antérieure fait une
légère saillie en dos d'âne. Dans toute cette portion, la muqueuse est d'un rouge vineux qui tranche fortement sur la colo-
ration normale des autres points. En quelques endroits la rougeur est plus intense ; la rougeur est moins lisse et plus molle :
il y a là imminence d'ulcération.

Toute la zone injectée correspond aux adhérences qui existent

entre la partie postérieure de la poche et les cerceaux de la trachée. Dans la portion de l'aorte qui correspond à son embrasse-
ment par l'artère pulmonaire, on voit la partie postérieure de
l'aorte manquer complètement et être remplacée par une sorte
d'arrière-cavité; cette arrière-cavité, qui communique avec la
dilatation de la crosse par un orifice de 6 centimètres de diamètre avec arêtes vives et rugueuses, est remplie par un caillot
cruorique, puis par un caillot membraneux d'un rouge sombre,
affectant exactement sa forme. Ce caillot, d'une épaisseur de
plus de 2 centimètres, est très-résistant; il se compose de plusieurs feuillets élastiques, d'autant plus colorés et moins secs
qu'ils sont plus superficiels. Ce caillot enlevé, on arrive sur une
paroi friable et blanchâtre formée par des caillots fibrineux absolument decolorés et en voie de désorganisation. Par le simple
grattage, on arrive à se faire jour au travers de ces caillots, et
on tombe sur les cerceaux de la trachée qui font absolument
corps avec la poche. Le point de l'adhérence immédiate correspond à l'injection que nous avons signalée sur la muqueuse
bronchique. Tout permet de supposer que si le malade n'avait
pas été enlevé par une pneumonie, la rupture de l'anévrysme se
serait faite dans la trachée dont la muqueuse était déjà en voie
d'ulcération.

Quatre ou cinq des cerceaux qui font corps avec la poche, sont
durs, friables, et rendent, sous le scalpel, un son sec; ils sont
envahis par l'ossification, du fait de l'irritation qui les gagne
lentement mais d'une façon continue.

Les phénomènes de compression sont ici bien marqués, la trachée est fortement déviée, mais elle n'est
pas encore aplatie comme on verra qu'il arrive dans
d'autres cas; elle n'a pas perdu ses anneaux qui sont
encore intacts comme épaisseur et résistance; les muscles cartilagineux existent, mais ils ont subi vraisem-
blablement les atteintes de l'inflammation. L'ulcération n'est pas encore produite; le processus est donc à
son premier terme.

Cette inflammation spéciale qui n'est ni assez intense pour détruire largement, ni assez légère pour disparaître sans traces ; que, pour la tunique interne des artères et des veines pour la plèvre et le péritoine, on a appelée adhésive (Hunter), est la même qui se montre ici : c'est une subinflammation qu'on pourrait appeler, comme nous le verrons, ulcérative, car c'est là le caractère spécial qu'elle affecte près des muqueuses.

Elle est causée par une foule de conditions, inflammations de voisinage, tumeurs agissant par compression, tubercules sous-péritonéaux, accolement et frottement dur de deux muqueuses, corps étrangers, etc. Elle se montre dans les bronches avec les mêmes caractères que dans l'œsophage, l'estomac ou les intestins ; elle est observée fréquemment dans les autopsies des anévrysmes de l'aorte, où la compression de la trachée et des bronches a été manifeste.

Obs. II (Résumé. Fritz, Bulletin de la Société anatomique, 1860). — Anévrysme de l'aorte ascendante.

X..., 47 ans; antécédents de rhumatismes qui avaient duré vingt-deux mois. — Gonflement de la partie supérieure de la poitrine.

Juillet 1859 : OEdème de la face. — Déglutition difficile, voix enrouée. — Un an se passe dans le même état : mort par suffocation.

Autopsie. — Érosion partielle du sternum ; sac du volume de deux poings ; l'anévrysme ne dépasse pas le tronc brachio-céphalique ; adhérences avec les deux poumons.

« Immédiatement au-dessus de la naissance de la bronche gauche, existe sur la paroi latérale de la trachée, une ulcération qui se prolonge sur la ligne médiane, irrégulière, ovalaire, taillée à l'emporte-pièce, et coïncidant avec un décollement de quelques millimètres vers la partie supérieure. Le point correspondant de la tumeur est très-aminci. »

Obs. III (M. Rouxeau, interne de l'Hôtel-Dieu de Nantes. Inédite). — Anévrysme sacciforme de la crosse de l'aorte ayant amené la mort par compression directe de la trachée et destruction du nerf récurrent gauche.

G..., manœuvre, 58 ans, d'une santé vigoureuse, entre à l'Hôtel-Dieu le 9 avril 1875, souffrant depuis plus d'un mois de douleur à la partie inférieure du cou et à la partie supérieure et médiane de la poitrine. La respiration est gênée, l'inspiration surtout est pénible, la voie est enrouée et dissonante, l'expectoration insignifiante; la déglutition se fait difficilement et avec douleur; langue un peu sale, appétit conservé, chaleur normale. Le pharynx paraît rouge et injecté ; la percussion et l'auscultation de la poitrine ne donnent que des phénomènes normaux. Diagnostic, laryngite aiguë simple. — Le lendemain l'état du malade s'est amélioré sous l'influence de fumigations émollientes et d'un vésicatoire à la région laryngo-trachéale. Il reste le même les jours suivants, et le malade quitte l'hôpital dans la huitaine.

Le 25, il rentre à l'Hôtel-Dieu avec des symptômes plus accusés : voix presque éteinte, dyspnée beaucoup plus considérable, cyanose, dysphagie plus marquée, etc. Cette aggravation des accidents laryngés, jointe à l'aveu d'une syphilis datant d'une vingtaine d'années environ, amène M. Bertin à songer à des ulcérations syphilitiques du larynx. La percussion donne une sonorité normale dans toute l'étendue de la poitrine; l'auscultation indique un affaiblissement considérable du murmure vésiculaire des deux côtés à la fois.

Le lendemain, 26, la gêne de la respiration augmente de plus en plus, la face est tuméfiée, les yeux injectés, l'agitation considérable, refroidissement des extrémités. La dyspnée, paraissant provenir du larynx, M. Bertin croit pouvoir penser à un œdème de la glotte, suite d'ulcérations syphilitiques ; en conséquence, la trachéotomie est jugée indispensable, et aussitôt pratiquée par M. Joüon. La brièveté extraordinaire du cou du malade obligea de faire l'ouverture immédiatement au-dessous du cartilage thyroïde ; une hémorrhagie assez intense est arrêtée par l'introduction de la canule. Aucune amélioration ne se manifesta dans l'état du malade ; on pensa qu'un obstacle siégeait plus bas et que ce pouvait être le sang tombé dans la trachée pendant l'opération. Le malade ayant rendu d'abord par la canule, puis par la bouche, du sang pur et des mucosités sanglantes de moins en moins colorées, sans amélioration appréciable, on abandonna cette idée. Cet état persista toute la journée, s'aggrava pendant la nuit et le malade mourut le 27 au matin.

Autopsie. — Le cœur est normal ; le larynx est reconnu parfaitement sain, sans ulcérations, sans œdème. La trachée, d'une brièveté remarquable, offre à sa partie supérieure une ouverture faite pour la trachéotomie. Dans sa moitié inférieure, elle présente sur sa face antéro-latérale gauche une petite tumeur sphérique de la largeur d'une noix. La crosse de l'aorte est déjetée en avant, la trachée en arrière et à droite et forme un angle avec l'œsophage.

La tumeur, formée par un petit anévrysme de la crosse, est longée sur sa face latérale gauche par le nerf récurrent qui en suit les parois, s'aplatit et disparaît à la partie inférieure. Au niveau de la tumeur, la face interne de la trachée ne présente pas d'inflammation, mais une ulcération de la muqueuse de 5 à 6 millimètres de diamètre qui est isolée ; l'anévrysme, qui a pris la trachée pour paroi, offre un sac aminci, et tout indique que la tumeur n'aurait pas tardé à s'ouvrir dans la trachée.

L'ouverture de l'anévrysme, à la partie postérieure de la crosse de l'aorte, offrait une largeur un peu plus grande qu'une pièce de 50 centimes, et laissait voir à l'intérieur du sac des caillots qui le remplissaient.

Dans l'observation n° 2, l'ulcération est produite comme on le voit. On peut, il est vrai, se demander comment elle s'est faite ; mais il faut considérer que l'anévrysme par le volume qu'il avait acquis, avait dû nécessairement modifier les rapports des organes qui sont en connexion avec lui ; aussi croyons-nous, pour notre part, qu'il avait repoussé la trachée contre l'épine dorsale et l'aorte descendante, et que la crosse faisant câble sur la bronche gauche et la partie antérieure de la trachée, a causé une inflammation ulcérative d'une forme spéciale, correspondant exactement à la ligne de contact de la bronche et de la crosse. Dans l'observation n° 3, sur laquelle nous reviendrons, l'ulcération est aussi constituée, et il ne reste aucune trace d'inflammation.

Ce que nous ne devons pas perdre de vue, c'est que si dans ce cas l'inflammation n'existe plus, si on n'en trouve aucune trace à l'autopsie, on ne peut par ce seul fait nier l'inflammation préparatoire conduisant à l'ulcération.

Andral nous apprend, en effet, que dans la phlegmasie chronique des bronches, la membrane muqueuse perd ordinairement sa vive rougeur, et qu'elle présente quelquefois une teinte livide, violacée et brunâtre, et Bayle avait noté, avant lui, un état blanc de la muqueuse, qui est fréquent dans le catarrhe chronique. Ces deux auteurs ont aussi signalé la présence d'ulcérations dans les bronches dans des cas où l'inflammation trachéo-bronchique était passée à l'état chronique ; c'est donc un point sur lequel il n'y a aucun doute.

Le propre de ces ulcérations est de présenter des bords nets, et bien délimités, taillés à l'emporte-pièce et, comme il arrive souvent dans les ulcérations qui n'intéressent que la muqueuse, décollés dans une petite étendue.

Quelles conditions de développement, en largeur et en profondeur, trouveront-elles? Quel est l'état général du sujet? de quelle façon vivent les tissus sous-jacents, muscles intercartilagineux et cerceaux de la trachée? Nous ne pouvons donner à ce sujet d'observations précises; les anévrysmes rompus dans la trachée-artère sont heureusement encore assez rares et nous ignorons si, dans de pareils cas, on a examiné au microscope les cerceaux cartilagineux et les muscles qui les séparent; c'est là un point à rechercher; mais jusqu'à plus ample informé, nous pouvons préjuger peut-être quels genres de lésions on trouvera. Les individus qui succombent aux anévrysmes ont en général supporté des fatigues considérables, des efforts violents, abusé de liqueurs alcooliques ou d'émotions vives et répétées; leur genre de vie a été doublement fatigant pour l'organisme, lorsque leur affection n'est pas sous la dépendance d'une diathèse ancienne, qui conduit au même résultat. La plupart d'entre eux présentent en plus des symptômes de l'anévrysme, des désordres cardio-pulmonaires qui sont sous la dépendance de lésions du plexus cardiaque et de lésions du cœur, endo-cardite, myocardite graisseuse, hypertrophie des ventricules, endaortite aiguë, athéromateuse; le malade est conduit ainsi à la cachexie cardiaque, et la dégénérescence graisseuse des fibres lisses, qui est fréquente, s'étend du cœur à d'autres appareils. Peut-être trouvera-t-on cette dégénérescence granulo-graisseuse dans les fibres lisses musculaires de la trachée, comme on l'a trouvée dans les fibres de la couche moyenne des artères au début de l'athérome. Plus tard, lorsque l'anévrysme se développant vient comprimer un point spécial de la trachée et vient faire obstacle à sa nutrition, il ne peut que favoriser cette dégénérescence.

Quant à la muqueuse, il faut considérer que les lésions du plexus pulmonaire entraînent forcément une gêne dans les fonctions des poumons; que la toux apparaît presque aussitôt la compression et qu'il y a là une sécrétion qui augmente d'intensité et de quantité. S'il y a déjà tumeur à l'intérieur de la trachée, il y aura dépôt et amas de sécrétions à l'endroit de l'obstacle, et ce n'est pas encore une cause de peu d'importance de la présence des ulcérations à cet endroit.

Pour les cerceaux cartilagineux, l'observation ne fait pas défaut. Nombre de fois, on a noté leur induration; dans l'observation 1, on se souvient qu'ils étaient durs, friables et rendaient sous le scalpel un son sec; nous ne savons si le mot ossification est bien le mot propre; mais sûrement il y avait une infiltration calcaire de la matière fondamentale, ce qui est, après la prolifération des cellules, un des termes de l'ossification. Mais quand on rapproche de cette observation celle de M. Reignier, où l'on trouva sur un homme de 36 ans, tous les cerceaux dénudés et comme disséqués, sans *aucune altération* dans leur forme ni dans leur texture, et plusieurs autres où les cartilages n'ont subi que des altérations peu étendues.

Ordonneau.   2

comparativement à celles de la muqueuse et des tissus intercartilagineux, on est forcé de reconnaître, contrairement à l'opinion que Chomel a émise dans le Dictionnaire en 21 volumes, que la résorption ou la destruction des cartilages est moins rapide que celles des tissus fibreux et musculaire; enfin, que cette transformation crétacée des cartilages est peut-être autant sous la dépendance de l'âge du sujet que de la compression, car on la recontre assez fréquemment chez les vieillards sans pouvoir lui assigner de cause analogue. Mais quelle que soit l'idée que l'on accepte, que les cartilages résistent plus ou moins que les tissus voisins, on est forcé de convenir que ceux-ci résistent peu, puisque dans le cas de M. Reignier et celui de M. Liouville, ils étaient tellement détruits, que l'aspect de la bronche par le sac anévrysmal était celui de plusieurs perforations transversales, correspondant à chaque espace intercartilagineux.

Ainsi la muqueuse étant ulcérée, les chances de réparation sont peu nombreuses, le terrain où l'ulcération se trouve ne vit déjà plus de sa vie physiologique, celle-ci gagne en largeur et en profondeur, et se dirige vers les caillots directement accolés au fond du sac, qui est représenté la plupart du temps par la paroi trachéale elle-même.

Dans certains cas ces ulcérations sont peu larges; têtes d'épingles, grains de plomb; mais elles sont multiples et nombreuses, et on leur a donné le nom de *cribriformes* (Obs. Barth, Malherbe, etc.). Le Dr Feralle en a consigné dans la *Revue de Dublin* un exemple curieux qui a été reproduit par les *Archives médicales*.

Obs. IV (Dr Ferralle).

Une femme, admise à l'hôpital Saint-Vincent, est atteinte d'a-
phonie et de dyspnée ; elle expectore du sang en petite quantité ; elle meurt dans la nuit, après une abondante hémoptysie.
A l'autopsie, on voit qu'il existe deux sacs anévrysmaux considérables, naissant de la crosse de l'aorte ; l'un près l'artère sous-
clavière gauche, et collé contre la trachée dans laquelle il s'est
ouvert ; entre elle et le sac sont quatre *ouvertures cribriformes*
situées dans les intervalles des anneaux de la trachée, entièrement sains. Le second anévrysme était plus bas et comprimait
l'artère pulmonaire.

D'autres fois l'ulcération est unique et plus large
(Obs. Rouxeau), sans trace d'inflammation à son
pourtour, comme dans l'obs. n° 1 de Dubrueil, ou
bien portant les restes de l'inflammation chronique
signalée plus haut par Andral, comme dans l'observation Chenet.

Obs. V (Dubrueil). — Anévrysme de la crosse de l'aorte. Rupture
de la trachée-artère. Dilatation du tronc brachio-céphalique.

Un travailleur de terre, âgé de 37 ans, tempérament nervoso-
sanguin, constitution robuste, avait toujours joui d'une bonne
santé, quand, il y a deux ans, à l'époque de la moisson, et par
suite d'un travail forcé, il éprouva subitement une douleur dé-
chirante à la partie droite et supérieure du thorax. La respiration devient courte et pénible ; une toux, avec expectoration
muqueuse, se déclare presque aussitôt et s'accompagne de quin-
tes aux moindres mouvements du malade.

A peu de jours de là, apparaît, en haut et à droite du sternum,
une tumeur pulsative, agitée de battements violents ; la santé
s'altère, les forces déclinent, et, après avoir fait usage, à son do-
micile, de quelques moyens insignifiants, le malade entre à l'hôpital Saint-Eloi, de Montpellier.

L'aspect du sujet annonce un état de souffrance déjà avancé ;

la figure est amaigrie, et la couleur de la peau d'un jaune terne. Il accuse des douleurs vives et continues vers la région supérieure de la poitrine, au bas du cou et dans l'épaule droite. La respiration est sibilante et s'entend à quelque distance, la toux fréquente, les crachats épais et jaunâtres, la voix a un timbre sourd et comme caverneux. Le pouls radial gauche est petit, mais régulier; les pulsations varient de 65 à 70, suivant l'état de calme ou d'agitation. Le pouls droit est filiforme et à peine sensible, les battements de l'artère brachiale du même côté ne sont pas plus développés. Une tumeur proémine au-dessus de l'échancrure sternale et de l'articulation sterno-claviculaire droite; l'étendue transversale de cette tumeur est de la partie interne du muscle sterno-cléido-mastoïdien gauche jusqu'au scalène antérieur, aplati et refoulé en arrière; elle se prolonge vers la partie droite de la trachée-artère. Du haut et du centre de la tumeur s'en élève une autre qui ne dépasse pas le corps des trois dernières vertèbres cervicales.

La double tumeur a des mouvements d'expansion isochrones à ceux du pouls, et faciles à distinguer du battement des oreillettes et des ventricules. L'auscultation permet de reconnaître, sur la tumeur occupant la région cervicale inférieure, un bruit de râpe. En auscultant la poitrine, l'oreille perçoit un bruit de soufflet obscur; les mouvements du cœur sont peu sensibles, mais on les distingue dans une plus grande étendue que de coutume.

La maladie est diagnostiquée: anévrysme de l'aorte et du tronc brachio-céphalique. Pendant cinq mois, le sujet, placé dans la division des furieux, a été observé par la plupart des élèves.

Malgré un traitement rationnel, les saignées générales répétées, l'administration de la digitale, du cyanure de potassium, les tumeurs, et spécialement celle formée par la crosse de l'aorte, prennent de l'accroissement. — La première pièce du sternum se déjette en avant, et l'extrémité interne de la clavicule droite éprouve un déplacement sensible. Chaque jour, la respiration devient plus laborieuse; le malade ne peut reposer que sur son séant, le corps infléchi en avant ou à droite. Les douleurs acquièrent de l'intensité. Les derniers jours de l'existence sont marqués par un anéantissement et une prostration générales, et néanmoins ce malheureux conserve encore le sentiment de ses souffrances. C'est après avoir essayé de satisfaire un besoin naturel, qu'il rend par les voies aériennes, et avec abondance, un sang rouge et écumeux. Aussitôt la face devient violette, et, en quelques minutes, il expire.

L'autopsie cadavérique est pratiquée vingt-sept heures après le décès.

Habitus extérieur: Marasme complet, affaissement remarquable des tumeurs. Rien à noter dans la tête et l'abdomen.

L'aorte, à sa sortie du cœur, est dilatée d'une manière uniforme, et présente, entre les tuniques moyenne et interne, quelques lamelles calcaires. La crosse aortique forme une tumeur inclinée à droite, développée dans la région supérieure du vaisseau, et surtout dans la postérieure. La première côte, dans sa portion sternale, la clavicule, à son extrémité interne, sont abrasées et en partie détruites. L'anévrysme se termine à 4 millimètres et demi de la carotide primitive gauche, tandis que sur sa partie postérieure, il repose immédiatement sur la trachée; mais, considérée du côté du canal aérien, l'ouverture est plus étendue que celle de l'artère. Elle intéresse trois cerceaux cartilagineux et les portions membraneuses qui les séparent. Au pourtour des ulcérations on cherche vainement des traces de phlegmasie : disons aussi que la muqueuse trachéale est, plus largement intéressée que les cerceaux de la trachée. Celle-ci est rétrécie au-dessous de l'endroit comprimé par l'anévrysme, au point d'avoir perdu près de la moitié de son aire. La muqueuse du larynx et du conduit qui lui succède, est tapissée par du sang coagulé, résultat de la rupture anévrysmale. L'ouverture de la crosse aortique nous montre ce vaisseau dilaté depuis l'origine de sa courbure jusqu'à la naissance de la carotide primitiue gauche.

Des couches fibrineuses épaisses remplissent en partie l'artère, dont les tuniques interne et moyenne sont détruites et n'offrent que quelques rares lambeaux.

Quant à la membrane celluleuse, elle a acquis au devant de la crosse une certaine épaisseur, contraste assez frappant avec cette ténuité qui la caractérise aux environs de la déchirure. Les concrétions ostéiformes sont moins nombreuses dans la crosse que dans la portion ascendante de l'aorte. Le tronc brachio-céphalique offre une dilatation double de celle qui lui est naturelle, il n'a que 13 millimètres et demi de longueur. On dirait qu'il a acquis dans une dimension ce qu'il a perdu dans l'autre. Les deux membranes extérieures sont légèrement hypertrophiées. L'interne manque par intervalle et présente de petites ulcérations de la dimension d'une tête d'épingle. Partout où elle est détruite, la tunique jaune élastique se voit à nu, constituant le fond des ulcérations. La cavité du tronc brachio-céphalique est presque entièrement obstruée par une masse fibrineuse solide, d'ancienne date, qui ne permet qu'à un filet de sang de passer par ce vaisseau.

Les poumons sont sains. Le ventricule gauche du cœur est dans un état d'hypertrophie, mais peu développé et sans aucun changement dans les dimensions de sa cavité.

Nous avons cité textuellement cette observation pour la curiosité qu'elle présente ; l'auteur dit, en effet, qu'il n'y a qu'une ouverture, assez large pour avoir lésé trois anneaux de la trachée ; que la muqueuse est plus largement intéressée que les anneaux cartilagineux ; n'est-ce pas là dire que le processus a commencé par cette muqueuse ? Et cependant, dit-il, on cherche vainement au pourtour des ulcérations des traces de phlegmasie. Dans de nombreuses observations, on ne parle pas de phlegmasie ; il y a donc probabilité qu'elle n'existait pas ; là, on l'a cherchée sans résultat ; il y a certitude.

De même pour l'observation Chenet où l'on trouva

à l'autopsie une seule perforation autour de laquelle
on vit les restes d'une ancienne phlegmasie, qui d'aiguë était passée à l'état chronique :

Obs. VI. — Anévrysme de la crosse de l'aorte ouvert dans la trachée ;
M. Chenet, interne des hôpitaux. (Soc. anat., 1er mai 1875.)

Cet homme, âgé de 46 ans, entré pour des accès d'asthme
à l'hôpital Saint-Antoine, avait été atteint de variole à la fin
du mois de décembre et transporté dans le pavillon réservé
aux varioleux. Pendant le cours de sa variole, il eut plusieurs accès d'oppression très-violente. Sa voix était habituelle-
ment rauque, et il accusait de la douleur rétro-sternale. L'auscultation faisait entendre au niveau de la bifurcation de la
trachée, en arrière, un souffle intense ; ce souffle était perçu
aussi en avant, mais il était difficile de préciser son maximum
d'intensité ; aussi, malgré des signes d'hypertrophie cardiaque,
et en raison de l'intensité du bruit de souffle, on avait cru à une
compression de la trachée par des ganglions du médiastin. La
mort a été le résultat d'une hémoptysie foudroyante qu'aucun
prodrome ne faisait prévoir ; un caillot de petit volume a été expulsé d'abord, puis le sang a été rejeté en abondance et la mort
a eu lieu avant que l'infirmier ait eu le temps d'aller chercher
l'interne de garde.

A l'autopsie, nous avons trouvé le poumon droit très-emphy-
sémateux, et le poumon gauche au contraire très-induré, vio-
lacé. A la coupe, on trouve les bronches du côté droit recou-
vertes de sang et de mucosités ; les bronches du côté gauche, au
contraire, ne contiennent que du pus et présentent, surtout à la
partie inférieure du poumon, des dilatations très-manifestes. Le
poumon de ce côté présente les lésions de la pneumonie chronique et des épaississements très-manifestes des trabécules des lo-
bules. La trachée contient aussi des mucosités très-épaisses et
du sang ; à la partie inférieure et du côté gauche, on trouve une
perforation laissant passer facilement une sonde cannelée, et dont
les bords sont noirâtres ; à la partie postérieure de la trachée

existe un paquet de ganglions hypertrophiés et indurés, mais qui, vu sa position, ne pouvait exercer de compression sensible sur le tronc aérien.

Le cœur est volumineux, le ventricule gauche très-hypertrophié et le segment supérieur de la crosse aortique présente une dilatation générale très manifeste ; il existe entre l'aorte et la trachée une tumeur du volume d'une pomme d'api. Enfin, le cœur enlevé, et l'aorte coupée à son origine, on constate du côté droit une ouverture du diamètre d'une pièce de 50 centimes, ovalaire, à bords inégaux, mamelonnés, et qui conduit dans la poche anévrysmale. Celle-ci est recouverte, dans sa partie postérieure, d'un caillot blanchâtre très-adhérent, d'un millimètre et demi d'épaisseur. Toute la crosse de l'aorte est athéromateuse, tandis que tout le reste du système artériel est sain. Le nerf récurrent du côté gauche est comprimé et en partie atrophié par la tumeur. Le pneumogastrique est sain.

Nous ferons remarquer, en passant, combien les pneumonies suites de compression trachéo-bronchiques sont fréquentes puisque, sur les six observations que nous avons données jusqu'ici nous trouvons trois fois cette complication.

Nous venons de voir comment, sous l'effet de la compression de la trachée et des bronches, il se produisait dans les voies pulmonaires une inflammation de la muqueuse, que nous avons appelée *ulcérative*, ses effets sur les tissus sous-jacents et comment elle se dirige vers les caillots du sac qui en forment ordinairement le fond. Nous y reviendrons plus tard : mais il est bon d'établir de suite que c'est là le mode le plus fréquent de la rupture des anévrysmes ; dans les nombreuses observations de rupture dans la trachée-artère que nous avons trouvées et dont nous donnerons la table, il est presque toujours possible de découvrir des lésions qui démontrent ce processus ; tantôt, c'est une rougeur inflammatoire de la trachée, tantôt des ulcérations superficielles ou profondes, ayant laissé intacts les cartilages, ou bien les ayant érodés et ayant pénétré jusqu'au caillot, qui parfois reste tel, parfois se ramollit et se détruit. Dans presque tous les cas, le processus semble marcher de la trachée vers l'artère anévrysmale, et Gairdner paraît être plus près de la vérité que les auteurs du Compendium.

Mais ce n'est pas là le seul mécanisme de ces ruptures. Il en est un qui est particulier aux anévrysmes externes et que nous ne ferons que mettre en question. On parle en effet dans les anévrysmes chirurgicaux de l'inflammation du tissu cellulaire entourant le sac, de la formation d'un abcès communiquant d'abord avec l'anévrysme puis se rompant à l'extérieur, suivant le mode ordinaire des abcès en bouton de manchette. Rien ne peut faire rejeter *a priori* une semblable idée dans la compression de la trachée par les anévrysmes.

M. Malherbe l'admet pour une observation curieuse d'anévrysme rompu dans la trachée. Mais ce n'est là qu'une hypothèse, qu'il avoue lui-même ; encore pourrait-on contester la cause qu'il assigne à la formation de cette suppuration ; l'endosmose de l'air à travers la trachée même amincie en supposant qu'elle se fasse, n'ayant jamais produit de désordres semblables, à ce qu'on sache.

Aucune observation ne montre ce mécanisme d'une

façon certaine et ne le fait passer du domaine des idées dans celui des faits.

Un autre mode de perforation a été donné comme l'expression de la vérité dans la grande majorité des cas, par les auteurs du Compendium; c'est le mode par gangrène limitée de la membrane trachéale, puis chute de l'eschare établissant une communication entre l'anévrysme et les voies pulmonaires. Telle est la façon dont s'est faite la perforation dans le cas suivant de Hodgson:

Obs. VII (Hodgson).

Un homme robuste, âgé de 30 à 40 ans, éprouvait déjà, depuis quelques mois, une difficulté extrême de respirer, une vive douleur et un sentiment de suffocation à la partie supérieure du thorax, une toux constante d'irritation et une expectoration copieuse d'un mucus clair et écumeux. Tous ces symptômes semblaient dénoter une phthisie pulmonaire commençante, à l'exception de l'état d'expectoration et de l'absence de fièvre. Son pouls était régulier et sans intermission. Pendant un violent accès de toux, il rejeta une grande quantité de sang, et se sentit sur le point de suffoquer; quelques minutes après, il survint une seconde évacuation de sang encore plus abondante, et le malade expira à l'instant.

En soulevant le sternum, on s'aperçut qu'une partie de l'extrémité supérieure de cet os et de la face inférieure de la clavicule droite avait été détruite et que le reste de ces os concourait à la formation des parois de l'anévrysme.

La tumeur avait le volume d'une orange; elle remplissait le haut du thorax et naissait de la partie supérieure de la courbure de l'aorte. Elle était entourée de couches épaisses concentriques de coagulum, et de la partie supérieure de sa base, provenaient les artères innominées, carotide gauche et sous-clavière. La maladie ne s'était point manifestée en dehors, mais elle s'étendait en arrière en formant un large kyste qui adhérait d'une manière très-intime à la trachée. Il n'y avait point de coagulum dans sa partie la plus distendue ; *elle communiquait avec la trachée par une ouverture qui paraissait en partie le résultat d'une eschare et d'une ulcération.* Cette ouverture était assez large pour admettre une plume à écrire, et c'était par elle que le sang s'était répandu. Les poumons étaient sains, mais leurs cellules étaient finement injectées par le sang qui, de la tumeur, s'était épanché dans la trachée-artère.

Ces perforations par sphacèle, dont l'observation précédente montre un exemple, seraient importantes par leur fréquence et viendraient immédiatement après celle de la perforation par ulcération ; ils paraissent tirer d'un fait secondaire des conditions favorables à leur étiologie, nous voulons parler de l'adossement des muqueuses.

Dans son Mémoire sur la rupture des anévrysmes dans l'œsophage, M. Millard avait posé comme conclusion, que cette rupture se faisait toujours par ulcération ou eschare, et avait noté la présence des ulcérations doubles aux deux points de la muqueuse que la compression accolait l'un à l'autre. Déjà, en 1852, à propos de l'observation suivante présentée à la Société anatomique par M. Leflaive, M. Leudet avait affirmé qu'il l'avait vue plusieurs fois et notamment une fois sur l'œsophage, en un mot qu'elle n'était pas rare, et il l'expliquait par l'adossement des deux muqueuses. Mais ce fait n'attira pas beaucoup l'attention, car, dans de nombreuses autopsies on ne cherche pas si ce fait existe, il fut recherché pour les cas de compression de l'œsophage qui est un conduit flexible et à parois souples ; peut-être l'idée de résistance qu'offre la trachée empêcha-t-elle de chercher davantage ces doubles ulcérations. Quoi qu'il en soit, nous donnons cette observation telle qu'elle est rapportée dans les Bulletins de la Société anatomique :

Obs. VIII (M. Leflaive).

Un homme, âgé de 36 ans, était, depuis son enfance, atteint de dyspnée; mais ce symptôme avait doublé d'intensité depuis un an environ; la voix avait été perdue à la même époque, et depuis cinq mois, il existait une toux fréquente avec des accès de suffocation et une grande difficulté dans la déglutition des liquides. On constatait la présence d'une tumeur assez volumineuse, à droite, sous la clavicule, présentant des battements et un mouvement d'expansion; on n'entendait pas de souffle à son niveau. Le malade est mort subitement à la suite d'une hémoptysie. A l'autopsie, on a trouvé sur la crosse de l'aorte trois dilatations artérielles : 1° Un sac anévrysmal proéminent, en avant du poumon, sous la clavicule, contenant des caillots assez mous vers le centre, plus organisés contre les parois; celles-ci présentent par places des plaques athéromateuses. 2° Une tumeur située au-dessous, mais faisant saillie dans le sens opposé, en arrière, contre la bronche gauche qu'elle comprime. A la partie postérieure de cette poche, on trouve une adhérence et une perforation qui la fait communiquer avec le canal aérien, au niveau de la bronche et de la trachée. — Les bords de la perforation sont grisâtres et entourés d'une auréole violacée; les cartilages voisins sont singulièrement ossifiés; et, en face de la perforation, sur la paroi opposée de la trachée, existe une petite ulcération à fond grisâtre. 3° Au-dessus de ces deux cavités anévrysmatiques, existe une dilatation énorme de l'artère qui, dans ce point, ne présente cependant ni caillots, ni altérations des parois.

La lésion ne commence qu'à un pouce au-dessus des valvules artérielles qui sont saines; les valvules du cœur sont saines; le cœur est hypertrophié.

Cette observation est curieuse à plus d'un titre; le malade avait à peine atteint l'âge où les dilatations de l'aorte et les anévrysmes sont fréquents, et cependant il nous offre trois dilatations artérielles. Cette multiplicité des anévrysmes sur une même artère n'est pas rare ; tout le monde cite le cas de Pelletan, qui trouva sur un même sujet soixante-trois anévrysmes. De nombreux observateurs ont constaté des faits semblables, et M. Manec offrit, en 1827, à la Société anatomique, les différentes parties du système artériel d'un vieillard, remarquable par la dilatation de la crosse de l'aorte, la rupture de l'aorte abdominale et par environ trente anévrysmes des artères des membres avec ruptures des tuniques et présence de caillots au niveau de la rupture. En plus de cette multiplicité d'anévrysmes, le cas précédent nous offre ce fait remarquable qui est rapporté dans nombre d'observations, que les bords de la perforation sont grisâtres et entourés d'une auréole violacée, quelquefois noirâtre, et enfin que sur la paroi opposée de la trachée existait une petite ulcération à fond grisâtre. Il est regrettable, qu'à l'autopsie, on ne dise pas si les cartilages de la trachée étaient suffisamment aplatis pour permettre aux deux parois de se toucher ; car il serait facile de s'expliquer cette ulcération, il est regrettable aussi qu'on n'en dise pas exactement le lieu. Siégeait-elle sur la partie membraneuse de la trachée, ou bien sur la partie postérieure de l'éperon, qui est pourvu de cartilages ? C'est là, en effet, un point pour lequel ces ulcérations doivent avoir une affection spéciale. Tandis que dans la compression de la paroi antérieure ou latérale de la trachée, la partie membraneuse reste à sa place et fait aux cerceaux qui s'aplatissent l'office d'une corde qui soutend l'arc ; l'éperon, au contraire, s'appuyant à sa partie postérieure, se courbe dans le sens de sa concavité et son éperon revient un peu vers la partie antérieure de la trachée qui va elle-même à sa rencontre. Ce mécanisme est indéniable si l'on examine la pièce qui est au musée pathologique du laboratoire de l'Hôtel-Dieu de Paris, où l'on voit la bronche gauche, aplatie à sa naissance, et la partie postérieure de l'éperon ulcérée dans un point qui correspond exactement aux ulcérations primitives de la trachée.

Quoi qu'il en soit, il est certain que cet adossement des deux muqueuses, cette compression réciproque, peut favoriser le travail d'ulcération ; peut-elle causer l'eschare de la paroi attenant à l'anévrysme? on ne pourrait l'affirmer ; mais on admettra facilement qu'elle peut y aider, et que c'est un point intéressant de la question qui nous occupe.

Quoique ce soit une condition favorable à la production de la rupture par gangrène et eschare de la paroi, nous trouvons peu d'observations qui mentionnent ce processus, à part celle de Hodgson ; aussi sommes-nous porté à croire qu'il est rare.

Dans certains cas, les altérations décrites sur la paroi interne de la trachée et des bronches ne paraissent pas avoir eu une influence considérable sur l'hémorrhagie dans les voies pulmonaires, et à l'autopsie, il arrive qu'on trouve la muqueuse teinte en rouge par imbibition du sang, sans trace appréciable de la rougeur due à l'inflammation; il existe quelquefois un petit orifice de communication presque microscopique;

mais les lésions principales se sont faites de l'anévrysme vers la muqueuse de la trachée, et celle-ci se
rompt sous la pression du sang absolument comme le
péricarde dans les anévrysmes de l'aorte ascendante;
il y a déchirure.

C'est là un fait important, en ce qu'il ne permet pas
de formuler sur l'anatomie pathologique de cette
question une proposition univoque, un processus fa-
tal, se déduisant forcément des organes où doit se
faire l'hémorrhagie.

Le mode de rupture est clairement indiqué dans
une observation de Dubrueil, dont nous ne transcri-
rons ici qu'une partie de l'autopsie :

« La muqueuse laryngo-trachéale était dans un vé-
ritable état d'hyperémie. A trois ou quatre centimètres
environ de l'origine des bronches, et en avant, on
aperçoit deux petites tumeurs ovalaires, rougeâtres, et
produites par le soulèvement de la membrane muqueuse, légèrement éraillée. Au-dessous, l'on distingue des concrétions fibrineuses venant faire saillie au
travers de la trachée et pénétrant dans la tumeur qui
lui est opposée; celle-ci disséquée avec soin et séparée
du sternum, constitue un anévrysme du tronc brachio-céphalique dont le siége est dans la partie interne du vaisseau, anévrysme du volume d'un œut
de dinde, ayant, par suite de la compression, perforé
la trachée-artère, dont trois cerceaux encroûtés de
phosphate calcaire sont érodés de dehors en dedans. »

Cette résistance de la muqueuse à la destruction
est remarquable. La présence de caillots dans les culs-
de-sac de la poche anévrysmale est digne d'intérêt par

la force qu'elle ajoute à la muqueuse et par l'obstacle qu'elle apporte à l'hémorrhagie dans le cas où la rupture de la muqueuse se fait. Sans voir des intentions providentielles dans un fait aveugle et qui touche de si près un accident si souvent mortel, on ne peut s'empêcher d'admirer une semblable disposition. Ce n'est pas une tentative de guérison; les lésions sont trop avancées et la formation de caillots stratifiés et vivants, n'empêcherait probablement pas la muqueuse, réduite à une épaisseur si faible, tiraillée en tous sens, de se détruire rapidement par gangrène ou ulcération; mais ce fait nous indique par la disposition des caillots, comment, dans un certain nombre de cas, l'hémorrhagie n'est pas foudroyante, comment elle affecte des caractères spéciaux de bénignité relative, et comment on peut vivre avec des lésions déjà avancées d'une future rupture dans les voies pulmonaires.

L'observation précédente vient de nous montrer la possibilité d'une déchirure de la muqueuse, car, nul doute qu'en l'absence de caillots, la muqueuse ne se fût déchirée sous un effort quelconque qui aurait augmenté la pression artérielle.

Des cas semblables où les tumeurs intra-trachéales sont encore plus volumineuses existent dans la science.

Withing (*Edimb.*, *Med. and Surg. Journ.*, t. XVII) a observé un cas d'anévrysme de la crosse, où le sac adhérait fortement à la trachée, les cartilages avaient été absorbés, et une tumeur *molle*, rouge, de forme ovale, apparaissait à l'intérieur du canal trachéal, dont elle bouchait la moitié de la largeur, chez la malade du Dr Hatton (*Dublin, Med. Journal*, t. XXV,

p. 499), l'anévrysme proéminait dans la trachée et du sang suintait à travers une petite ouverture.

Sur une pièce conservée dans l'alcool, au Musée Dupuytren, et qui fut présentée, en 1858, à la Société anatomique, mais sans être accompagnée de l'observation s'y rapportant, on aperçoit à cinq ou six centimètres au-dessus de la bifurcation des bronches, une double ulcération, dont la supérieure est située sur un mamelon de le grosseur d'un pois; la perforation apparaît avec un caillot qui soulève la muqueuse : et comme si cette ouverture n'avait pas suffi à la sortie du sang, on voit une déchirure qui relie la première ulcération à la seconde.

Cette déchirure est également réalisée dans la pièce qui est conservée au Musée pathologique du laboratoire de l'Hôtel-Dieu de Paris (pl. I et II).

Obs. IX (M. Liouville) (1).

Le malade, âgé de 48 ans, était entré à l'hôpital pour une bronchite emphysémateuse. Quelque temps après son admission, il fut pris tout à coup d'une hémoptysie, pendant deux ou trois minutes, il rendit des flots de sang rouge, puis il fit une large inspiration et succomba après quelques convulsions de la face. On pensa à une rupture vasculaire d'un conduit important effectuée dans l'arbre aérien.

A l'autopsie, on découvrit un anévrysme de la crosse de l'aorte, siégeant à 4 centimètres des valvules sigmoïdes. Il offrait le volume du poing et se trouvait occuper toute la partie de l'aorte qui s'étend de 2 centimètres au-dessus du tronc brachio-

____

(1) L'observation a été citée par M. le professeur Béhier, dans sa clinique de l'Hôtel-Dieu de Paris, *sur l'hémoptysie* (1873). La pièce a été présentée par M. le Dr Liouville, chef du laboratoire à la Société anatomique. (Voyez Bulletin, 1873.)

Ordonneau.   3 céphalique jusqu'à 3 centimètres au-dessous de la sous-clavière gauche, juste à l'endroit où l'aorte laisse la bronche gauche. La poche était incrustée dans les trois quarts de son étendue de plaques calcaires ; entre le tronc brachio–céphalique et la carotide primitive gauche, on remarquait un dépôt de matières athéromateuses franchement mamelonnées, de la largeur de 1 centimètre et demi et de la hauteur de 7 millimètres. La carotide primitive gauche est obstruée par une plaque calcaire qui ne lui donne aucun accès dans la poche, et son tronc est rempli complètement par un caillot ancien. La poche anévrysmale offre à sa partie postérieure et immédiatement au point de contact avec la bronche gauche, un diverticulum ou second sac qui a un diamètre d'ouverture de 5 centimètres, et une profondeur de 5 à 6 centimètres.

La trachée et la bronche gauche sont presque complètement aplaties. La paroi latérale gauche de la trachée, au point où elle donne naissance à la bronche gauche, forme paroi à l'anévrysme dans une longueur de 3 centimètres, des caillots rares et peu épais y sont apposés ; en écartant les derniers vestiges de caillots, on voit les cerceaux cartilagineux qui n'ont subi aucune modification de structure. L'un d'eux, isolé complètement des tissus fibreux avoisinants, est érodé dans une profondeur d'un demi-millimètre ; les deux cerceaux voisins présentent des érosions moins profondes, mais ils sont séparés des autres par des ouvertures transversales correspondant aux espaces intercartilagineux, et on ne saurait dire, à première vue, à quel espace correspond la rupture dans la trachée. Du côté de la trachée, on trouve une languette taillée en bec de flûte, aux dépens de la muqueuse et dirigée de haut en bas ; elle est située sur la partie latérale gauche de la trachée, à l'entrée de la bronche gauche, vis-à-vis la partie postérieure de l'éperon de la trachée. Au milieu de cette valvule, on remarquait un orifice mamelonné de la grandeur d'une tête d'épingle (qui paraît avoir été antérieur à la déchirure), et qui était bouché par un caillot.

Enfin, sur la partie postérieure de l'éperon de la trachée, du côté du mamelon qui existait sur la muqueuse avant la déchirure, et de façon à lui être parfaitement superposable, existe une ulcération de la muqueuse qui offre une largeur de 5 à 6 millimètres dans le sens antéro-postérieur, et une largeur de 2 millimètres. Ses bords sont taillés à pic, et elle laisse voir deux cerceaux de l'éperon dénudés.

L'absence de symptômes de compression et de désordres cardiaques n'ayant pas attiré l'attention sur la maladie principale, c'est déjà un enseignement que nous utiliserons plus loin, et ce n'est pas là le premier cas où des anévrysmes sont arrivés à des volumes considérables sans symptômes marqués de cette affection. Nous ferons remarquer en même temps la présence de l'ulcération secondaire qui existe à la partie postérieure de l'éperon, et dans une destruction qui attaque les parties les plus résistantes, telles que les tissus fibreux, intercartilagineux, l'indemnité presque complète des tissus les plus susceptibles d'être lésés, c'est-à-dire de la muqueuse.

De semblables exemples ne sont pas encore très-rares ; parmi les quatre] observations que rapporte Richerand, il en est trois qui sont analogues, dont celle de Malloët.

Obs. X (Malloët ; cité par Richerand).

« Malloët rapporte qu'un soldat, âgé de 42 ans, entra à l'infirmerie des Invalides, portant à la partie antérieure et inférieure du col, immédiatement au-dessus de la fourchette ou du bord supérieur du sternum, une tumeur grosse comme une noix, offrant tous les caractères de l'anévrysme. Le malade ne s'était aperçu de cette tumeur que depuis une fluxion de poitrine, qu'il avait eue un mois auparavant, et pour laquelle on lui avait pratiqué plusieurs saignées. Comme il conservait encore de la toux avec douleur à la gorge, on prescrivit un régime adoucissant, ce qui n'empêcha pas que, trois jours après son entrée à l'infirmerie, il ne mourût en vomissant abondamment un sang rouge et vermeil.

A l'ouverture du corps, on trouva l'aorte dilatée dans la partie convexe de son arcade, entre la naissance de la sous-clavière et de la carotide gauche. Vers l'origine du premier de ses vaisseaux, était une ouverture de deux pouces de diamètre. Dans le fond de cette ouverture était la trachée-artère, dont quelques cerceaux étaient détruits et la membrane interne déchirée. Les bords de cette *déchirure* avait été renversés du côté de la trachée-artère, par l'effort du sang qui avait produit la rupture. Les poumons étaient parfaitement vides de sang. »

Obs. XI (Richerand).

Un soldat espagnol, d'environ 30 ans, entré à l'hospice de la marine de Brest, pour s'y faire traiter d'une toux continuelle, avec oppression, insomnies, bouffées de chaleur passagères et crachats parfois sanguinolents, mourut le 1er nivôse an VIII, en moins de deux minutes, rendant par la bouche des flots de sang rouge, écumeux, qui bientôt ont inondé sa couche. A l'ouverture du cadavre, on n'aperçut aucune tumeur à l'extérieur du col ni de la poitrine ; les poumons n'offraient aucune lésion remarquable. La crosse de l'aorte était anévrysmatique, les parois du sac contenaient plusieurs esquilles osseuses, la déchirure avait eu lieu vers le commencement de la crosse, un peu avant l'origine de la sous-clavière droite ; la tunique cellulaire formait un sac qui se prolongeait dans l'intervalle des bronches ; ce sac adhérait à la bronche gauche, et dans l'endroit de cette adhérence se voyait une *déchirure* de trois lignes de diamètre, comprenant trois cerceaux cartilagineux, dont la rupture, évidemment récente, paraissait l'effet d'un effort subit et non pas d'une usure lente. Cette rupture était à un pouce environ de l'endroit où la trachée-artère se bifurque pour produire les deux bronches ; le poumon gauche était rempli et comme suffoqué par le sang qu'il contenait abondamment ; le poumon droit était parfaitement sain et ne contenait pas de sang.

Obs. XII (Richerand).

Un employé de l'hôpital militaire du Val-de-Grâce, âgé de 48 ans, homme d'une haute stature et d'un tempérament mélancolique, éprouvait depuis quatre mois tous les symptômes d'un anévrysme interne. Huit jours avant sa mort, ils étaient arrivés à un tel degré d'intensité, que le malade, affaibli, ne pouvait prendre que peu d'exercice ; les nuits se passaient sans sommeil ; dans la journée, somnolence interrompue à chaque instant par de cruelles agitations, vertiges, défaillances, sentiment de suffocation, région épigastrique douloureuse.

Le 14 messidor an VIII, revenu très-fatigué d'une promenade assez longue, il se met au lit, fait quelques efforts pour tousser, vomit le sang abondamment et meurt en moins de quelques minutes.

A l'ouverture du cadavre, les poumons et les parois de la poitrine n'offraient aucune lésion notable. La crosse de l'aorte anévrysmatique avait contracté une adhérence intime avec la partie antérieure et inférieure de la trachée-artère ; cette adhérence se continuait sur la bronche gauche, dans l'étendue de quelques cerceaux. L'ouverture du sac anévrysmal fit apercevoir, au fond de la portion adhérente à ce conduit, une petite *déchirure* transversale ; elle avait 2 ou 3 lignes de longueur et occupait l'intervalle membraneux qui sépare le second du troisième cerceau cartilagineux de cette bronche.

On peut encore consulter l'observation Cossy, dans laquelle le mode rupture est exactement le même, et se fit dans deux espaces intercartilagineux. Devant des cas semblables, et après s'être rendu compte des lésions découvertes à l'autopsie, il nous semble impossible de ne pas admettre qu'il y ait un troisième mode de rupture des anévrysmes dans la trachée, mode dit par déchirure. Nous ne pouvons rechercher quelles causes y président, sous quelles influences il se produit, quelles conditions y concourent, car les matériaux nous manquent au point de vue histologique ; mais nous devons formuler le fait tel qu'il s'impose : il se fait dans certains cas d'anévrysmes de l'aorte, des déchirures dans la trachée, comme il s'en fait dans les séreuses (péricarde, péritoine ou plèvre).

La perforation s'est faite par inflammation ulcérative et extension de l'ulcération, ou par gangrène et chute de l'eschare, ou bien encore par destruction ou résorption des éléments de la trachée, de l'extérieur à l'intérieur, et déchirure de la muqueuse ; l'hémoptysie va-t-elle avoir lieu ? Est-ce là le dernier effort de la maladie, la dernière résistance du malade ? Tant s'en faut. Nous venons d'assister à la perforation de la trachée ; quelquefois encore, quoique ce soit chose rare, il restera des vertiges du sac ; mais, c'est là le plus important, il reste des caillots qui tapissent le fond de la cavité. Ils se sont formés, par suite du ralentissement de la circulation et du faible mouvement d'expansion et de retrait de la poche anévrysmale, et ils ont choisi le point où la paroi était inégale et irrégulière. Ils ont été cruoriques et volumineux, formés, à moins de conditions exceptionnelles (1), de fibrine, de globules et de sérum. Mais la fibrine et les globules, quoique solides, sont encore noyés dans le sérum ; ils se décolorent bientôt, et le caillot, par le rejet d'une certaine

(1) Cornil et Ranvier. Hist. path.

quantité d'eau, revient sur lui-même, se condense, et produit, par suite d'une évolution spéciale, cette disposition feuilletée qu'on lui observe dans les anévrysmes anciens en voix de guérison (1). Ce caillot se couvrira quelquefois d'une espèce de membrane qui l'isolera du sang et lui servira pour ainsi dire de tonique interne ou endothéliale (Hodgson).

Isolé de son origine, placé dès lors entre le sang d'où il sort, et la membrane du sac à laquelle il adhère, le caillot n'est pas un corps étranger, il vit d'une façon obscure, il a des vaisseaux embryonnaires, la plupart du temps sans tuniques, comme ceux de la cornée ; il vit comme celle-ci d'une vie spéciale. Cette organisation n'est que rudimentaire ; mais elle peut changer ; ces caillots peuvent subir une évolution spéciale, le *ramollissement.* Rindfleish le décrit ainsi : « Les globules rouges perdent leur matière colorante et deviennent opaques au point qu'on peut à peine les distinguer d'avec les globules blancs ; à ce moment aussi leur stroma se dissout et la masse ramollie prend une consistance mucilagineuse, souvent filante. Les globules blancs, à leur tour, se réduisent en petites granulations. Aussi le liquide du ramollissement ne contient-il ordinairement qu'un détritus granuleux et des gouttelettes graisseuses ; celles-ci lui communiquent un aspect jaune puriforme. »

Cette évolution des caillots a lieu surtout dans les points où la fibrine est plus ancienne, au centre pour les caillots globuleux, aux feuillets externes pour les caillots stratifiés. Si, le caillot étant préala-

(1) Richet. Article Anévrysme, du Dictionnaire.

blement ramolli dans une certaine étendue sur la paroi du sac, la membrane qui recouvre ces caillots est déchirée, ou le caillot décollé, le sang est lancé vers la perforation déjà faite et la traverse pour tomber dans les voies pulmonaires ; plusieurs observations montrent que l'hémorragie peut se faire de cette façon et qu'alors, les caillots faisant soupape à l'orifice, l'hémorrhagie est peu considérable et peut être intermittente.

D'autres fois les caillots ne paraissent pas se décoller du fond du sac ; mais les ulcérations de la trachée ayant détruit complètement celle-ci, arrivent sur le caillot, et celui-ci se ramollit et se creuse, permettant ainsi à l'action première, l'ulcération, de se continuer jusqu'au sang, comme le montre l'observation suivante :

OBS. XI (Résumée. Moutet).

Pendant l'hiver de 1846, on apporta à l'hôpital Saint-Eloi, dans la salle de dissection de la Faculté, un sujet, âgé de 45 ans environ, qui avait succombé à une hémoptysie foudroyante.

Au moment du repas du soir, s'étant assis un peu brusquement sur son lit, il rendit tout à coup, par la bouche, une grande quantité de sang rouge et spumeux, s'affaissa sur luimême et expira au bout de quelques instants.

Vue par sa face interne, l'artère dilatée n'avait rien de remarquable ; mais sur sa face postérieure se trouvaient quelques bosselures, et des environs du tronc bronchio-céphalique se détachait, en se portant directement en arrière, une tumeur nettement circonscrite qui, par son point opposé, adhérait intimement à la trachée-artère. Cette tumeur, qui par sa base se continuait, sans ligne de démarcation avec la partie postérieure de la circonférence de la partie transversale de la crosse de l'aorte dilatée, était ovoïde, du volume d'un gros œuf de pigeon ; elle était située immédiatement au-dessus de la bifurcation du canal aérien, en faisant un peu plus de saillie à droite qu'à gauche. Son plus grand diamètre, qui était vertical, avait 5 centimètres ; ses diamètres transversal et antéro-postérieur n'en avaient que 3.

Dans le lieu de l'adhérence de la tumeur à la trachée, à la partie opposée à l'ouverture de communication avec l'aorte, existait une perforation dans le canal aérien. Cette perforation, située un peu vers la gauche, représentait une espèce de conduit creusé dans l'épaisseur des caillots, formant en cet endroit une couche très-épaisse ; elle n'avait pas tout à fait 1 centimètre de diamètre. Explorée du côté de la trachée, elle se trouvait entre les deux derniers anneaux cartilagineux du tube, dont le plus inférieur était même divisé à sa partie moyenne ; elle était, du reste, un peu irrégulière, comme déchiquetée, la muqueuse étant intéressée dans une plus grande étendue que les cerceaux.

Dans ces ouvertures creusées aux dépens de la trachée, quelquefois même aux dépens des caillots, d'autres caillots plus récents peuvent se former et bouchant l'orifice après une première hémorrhagie, suspendre cet accident jusqu'à ce qu'ils soient détruits de nouveau. Tel est le cas de l'observation suivante, où plusieurs perforations sont bouchées par des caillots.

Oes. XIII. Malherbe (Résumée).

R... (Antoine), 49 ans, entre, le 24 février 1857, à l'Hôtel-Dieu. Constitution vigoureuse, santé toujours excellente, sauf quelques indispositions. Dans les antécédents, on remarque que la vie militaire a été pour lui l'occasion d'exercices violents et fréquemment répétés et qu'il a abusé de l'eau-de-vie. Il y a trois ans, après une course rapide, il éprouva une sensation de constriction pénible et inaccoutumée à la poitrine ; cette gêne s'est renouvelée, depuis cette époque, à chaque exercice analogue.

Février 1858. Toux fréquente et céphalalgie; puis bronchite avec quelques crachats striés de sang; six mois après, il est obligé de garder le lit et est considéré comme asthmatique; il reprend quelque temps son service; qnand, après une quinte de toux, il se sentit tellement oppressé par un obstacle qui le tenait à la gorge, qu'il tomba en syncope, état qui dura une demi-heure. Depuis ce moment, la voix était éteinte, et lorsqu'il rentra à l'Hôtel-Dieu, on constata les autres phénomènes suivants : dyspepsie constante, orthopnée, toux fréquente, étouffée, suivie de l'expectoration de crachats bronchiques blanc-grisâtres; parfois des accès de suffocation; veines du cou très-gonflées; pouls radial faible des deux côtés, mais plus à gauche qu'à droite; voussure très-prononcée à la région précordiale; la percussion et l'auscultation pratiquées permettent de porter le diagnostic anévrysme, et font reconnaître une compression des voies aériennes.

L'état du malade reste le même; cependant quelques symptômes augmentent d'intensité, les crachats sont striés de sang. Vers le commencement de février, on aperçoit du sang pur dans les crachats. Pendant les jours qui précèdent la mort, le malade éprouve plusieurs accès de suffocation. Enfin, le 9 février, vers neuf heures du matin, il meurt en quelques minutes, en rendant par la bouche des flots de sang.

Autopsie. — Poumon droit emphysémateux; poumon gauche enveloppé d'adhérences et présentant un parenchyme exsangu et dur, d'un aspect granuleux.

Le cœur, d'un volume naturel, n'est le siége d'aucune altération, ni dans ses cavités, ni à ses orifices. L'aorte ascendante présente le même aspect et ses dimensions sont normales. La crosse de l'aorte tout entière est transformée en une poche anévrysmale de la grosseur du poing, de forme ovoïde, ayant 6 cent. en hauteur et 11 en largeur; les artères sous-clavière et carotide droite naissent isolément de la tumeur, leur orifice n'est nullement obturé; il en est de même des artères du côté gauche; la tumeur cesse immédiatement à la fin de la courbure; bosselure assez sensible en haut en avant; la partie inférieure de la tumeur répondait à la division de l'artère pulmonaire dont la branche gauche se trouve comprimée. (Pl. III et Pl. IV.)

La tumeur adhère intimement à la partie inférieure de la trachée et à la bifurcation des branches qu'elle comprime ; la bronche gauche, plus aplatie que la droite, présente antérieurement cinq perforations d'un petit diamètre, dont l'une, la plus grande, a détruit un des cerceaux cartilagineux et a donné passage au sang; les autres sont obstruées par des caillots. La muqueuse de la trachée, au voisinage des perforations, est tout à fait noire, sauf quelques points d'une couleur d'ocre.

Au fond du sac anévrysmal et en bas se trouvaient des caillots stratifiés, d'autant plus durs qu'ils se rapprochaient des parois. Quand on détache les caillots fibrineux de la paroi où ils sont accolés, on s'aperçoit qu'au niveau des perforations de la trachée, dans une étendue de 3 à 4 centimètres carrés, ils sont ramollis, friables et comme spongieux et d'une couleur tout à fait noire.

Dans les cas où le travail de perforation se fait de l'anévrysme vers les voies pulmonaires, il peut y avoir une ou deux petites ulcérations de la muqueuse au centre de la tumeur ou du mamelon, qui établissent définitivement la communication entre l'aorte et le poumon, comme dans le cas de M. Liouville ; l'hémorrhagie se fait alors goutte à goutte, et le malade meurt plutôt par asphyxie que par perte de sang (Cornil); ou la déchirure vient agrandir l'orifice de communication, et la mort est presque toujours foudroyante, à moins que quelques caillots ne viennent faire obstacle à l'hémorrhagie, ce qui paraît être rare.

La rupture des anévrysmes dans les voies pulmonaires n'est qu'une des nombreuses terminaisons de cette affection ; nous ne chercherons donc pas à traiter la question de l'étiologie des anévrysmes ; leurs symptômes ne peuvent être non plus l'objet de discussion ; nous rappellerons seulement comment le diagnostic, obscur encore au commencement du siècle, où l'on s'occupait préférablement de l'anatomie pathologique, acquit tout à coup, avec Laënnec et Bouillaud, une certitude jusqu'alors inconnue, et comment de nombreux cliniciens apportèrent à ce chapitre de pathologie des symptômes nouveaux et des méthodes d'exploration nouvelles (Stokes, Hodgson, Piorry, Bourdon, Marey).

Mais si l'on considère que les anévrysmes qui peuvent s'ouvrir dans la trachée et les bronches sont ceux d'une partie limitée de la crosse et du tronc brachio-céphalique, on verra qu'il y a absolue nécessité de rechercher quels sont ceux qui se rompent le plus ordinairement dans les voies pulmonaires, et quels sont les symptômes qui peuvent faire craindre, prédire ou reconnaître une rupture de cette sorte.

Nous avons vu par l'observation de M. Liouville que certains anévrysmes, même assez volumineux, ne donnent pas pendant la vie des malades un groupe de symptômes suffisant pour faire naître même le soupçon d'un anévrysme ; il est utile de le rappeler, après avoir cité les noms précédents ; des cas de ce genre ne sont pas rares, et il arrive assez souvent au médecin de ne pouvoir expliquer une mort subite que par la rupture d'un anévrysme.

Dans les anévrysmes du tronc brachio-céphalique, qui sont les plus difficiles à diagnostiquer, la plupart du temps, il y a conservation de la voix, ou, du moins, si la voix perd quelque chose, c'est plutôt dans l'intensité, par suite de diminution de l'air expiré, que dans le timbre qui est sous la dépendance des récurrents ; il n'y a pas de compression nerveuse ; les battements existent dans le deuxième ou le troisième espace intercostal droit sur le bord du sternum ; le pouls radial droit sera un peu en retard sur le gauche, si le sac est volumineux et extensible, et des bruits divers se feront entendre, qui varient avec les formes cliniques. L'anévrysme étant borné à cette portion de la crosse, il sera indispensable d'examiner attentivement si la tumeur se porte vers le sternum ou vers la partie supérieure de la trachée. Si la percussion ne donnait qu'un champ relativement étroit pour les phénomènes stéthoscopiques, si des bruits de thrill ou des souffles accentués coïncidaient avec des battements, peu marqués dans le deuxième espace intercostal et un soulèvement ondulatoire de la partie inférieure du cou, si la dyspnée offrait des caractères marqués de continuité, s'il y avait murmure respiratoire affaibli dans les deux poumons, râles trachéaux, espiration soufflante, cornage, tous symptômes de compression trachéale, il faudrait craindre une rupture dans la trachée, et cette crainte devrait se changer en présomption si le malade crachait des mucosités striées de sang, ou avait déjà expulsé du sang pur et en petite quantité, car ce symptôme est fréquent dans les ruptures qui se font par ulcération, soit que le sang vienne de la rupture de quelques vaisseaux au voisinage de l'ulcération, de cette ulcération, ou même d'une petite perforation qui s'obture ensuite par un caillot.

Les signes physiques qui dénotent le volume de la tumeur sont peu importants ; pour les anévrysmes du tronc brachio-céphalique, comme pour ceux de la crosse, il n'est pas nécessaire, en effet, que le sac soit volumineux, et il est remarquable même que la position de la tumeur a bien plus que son volume une influence compressive ou destructive sur la trachée. Un anévrysme du tronc brachio-céphalique, qui, conservant un sac intact et libre d'adhérences, se développera en avant ou en haut et en arrière, pourra glisser au moyen du tissu cellulaire ambiant sur la trachée, la dévier en masse par une compression à large surface, et chaque point de la trachée supportant un effet relativement faible, ne présenter que des phénomènes légers de nutrition et de compression ; nous avons vu plusieurs pièces de ce genre au Musée anatomique de l'Ecole de Médecine de Nantes. Ce qu'il faut surtout, c'est que la tumeur naissant, pour ainsi dire, en un des points de tangence de la crosse et du conduit aérien, se développe et se dirige vers celui-ci, et glissant sur lui le moins possible, le fixe et le com-

prime; ces conditions seront remplies si le sac présente des adhérences à la trachée et aux bronches, et
surtout si, perdant ses tuniques, l'anévrysme devient
diffus et prend pour paroi la face externe des voies
aériennes. Alors il sera peu important que la tumeur
soit volumineuse ; contrairement même à ce qu'on
pourrait penser, la rapidité de la rupture sera
d'autant plus grande que l'anévrysme sera petit,
pourvu que la compression soit réelle, car la pression s'exerçant sur une surface plus petite, la résistance de la trachée sera moindre. Que l'on se
porte à l'observation publiée par M. H. Liouville dans
le Bulletin de la Société de Biologie de 1868, la perforation de la veine cave d'un côté et de la trachée de
l'autre, fut causée par la compression d'un ganglion
de la grosseur du petit doigt. La planche de Pelletan
montre, que dans un cas de rupture d'anévrysme dans
la trachée, la poche ne dépassait pas le volume d'un
œuf de pigeon. Dans l'observation Moutet, elle est encore comparée, en volume, à un œuf de pigeon; dans
les observations Rouxeau, Cossy, à une noix; dans
l'observation Chenet, à une pomme d'api; dans celle
de M. Leflaive, ce fut la plus petite des trois tumeurs
qui causa la rupture. Dans quelques-uns de ces cas,
les symptômes étaient suffisamment marqués pour
que le diagnostic fût posé, mais dans d'autres il ne
l'était pas; pour le cas des anévrysmes du tronc brachio-céphalique, nous devons donc, en présence des
symptômes énoncés plus haut, et qui ont tous trait à
la compression des voies pulmonaires, regarder cette
terminaison par rupture comme possible, alors même

que les symptômes prémonitoires que nous signalerons plus loin n'existent pas.

.Pour les anévrysmes de la crosse, les symptômes sont plus nombreux et permettent de poser plus rapidement le diagnostic, à cause de la multiplicité des organes qui environnent la tumeur et qui peuvent en subir la pression, trachée et bronches, œsophage, nerf récurrent, grand sympathique, canal thoracique, artères pulmonaires ; aussi s'explique-t-on la fréquence de la mort par suffocation ou désordres fonctionnels tenant à ces diverses compressions, comparée avec la mort par rupture. Là encore, les anévrysmes qui se rompent dans la trachée et les bronches ont des points d'élection. Ceux qui se développent à la partie convexe de la crosse et en avant, peuvent acquérir des dimensions extraordinaires sans cependant perforer la trachée (1); ils se portent vers le sternum et les côtes qu'ils usent selon un processus connu ; ils n'appuient quelquefois qu'indirectement et par la partie postérieure de la crosse sur la trachée, ou bien si l'anévrysme occupe tout le calibre de l'aorte, ils la touchent par une large surface ; et, dans le cas où ils font hernie à travers la cage thoracique, il est curieux de voir que cette extension au dehors est, jusqu'à un certain point, préservative de la rupture à l'intérieur. L'anévrysme peut encore se développer à la partie supérieure de la crosse, parallèlement à la trachée, en se portant entre elle et la poignée du sternum ; les symptômes de compression nerveuse sont moins marqués et manquent souvent, mais la com-

(1) Voir la collection d'anévrysmes du Musée anatomique de l'Ecole de Nantes représentée par des planches au musée pathologique du laboratoire de l'Hôtel-Dieu de Paris.

pression trachéale presque toujours très-marquée. C'est dans un cas de ce genre que Velpeau refusa de faire la trachéotomie (le diagnostic étant douteux entre une affection du larynx et un anévrysme de la crosse) et qu'on vit la malade mourir le soir, des suites d'une suffocation à laquelle n'aurait pas remédié l'opération ; dans un autre cas semblable, Dupuytren ne pouvant établir le diagnostic, s'abstint d'opérer, et Cruveilhier, devant une difficulté du même genre, put reconnaître l'affection en se basant sur ce que la voix n'étant pas altérée en proportion de la dyspnée, l'obstacle n'était pas une maladie du larynx. Mais, si quelques-uns de ces cas ne donnent pas lieu à la perforation, il en est cependant dans lesquels elle s'est présentée. Chez le malade de Velpeau, l'ulcération de la trachée était si avancée et si complète, que si l'asphyxie n'était arrivée, la mort aurait certainement eu lieu par hémorrhagie ; chez ceux de MM. Malherbe, Moutet, Ory, l'hémorrhagie se présenta. On voit donc que cette sorte d'anévrysmes peut donner lieu à la rupture dans les voies aériennes ; mais, avant d'arriver à ce point elles ont présenté des symptômes de dyspnée suffisants pour avertir le médecin de la possibilité de cette terminaison.

De tous les anévrysmes de la crosse, ceux qui se développent dans son segment postérieur et surtout à sa concavité, doivent nous arrêter. Après avoir dépassé la bifurcation de l'artère pulmonaire, l'aorte se trouve située immédiatement au devant et un peu à gauche de la trachée ; puis elle contourne d'avant en arrière et de droite à gauche la bronche du côté gauche, en restant à peu près contiguë à la face latérale de la trachée, à sa réunion avec cette bronche. Dans ce court trajet, et avant de devenir aorte descendante, la crosse est toujours contiguë aux voies aériennes par sa partie postérieure, par sa concavité et la partie antérieure de son dernier segment; c'est en ces points, ou plutôt c'est sur la ligne continue qui les rejoint que les anévrysmes sont le plus dangereux pour la trachée et la bronche gauche, et qu'ils présentent le plus souvent leur perforation.

Si l'anévrysme de la portion horizontale de la crosse se développe directement en arrière et se porte sur la trachée, les conditions du lieu sont éminemment favorables à la perforation, et, comme nous l'avons dit plus haut, la condition de volume est peu importante; la trachée, prise entre la tumeur et le corps des vertèbres, est facilement comprimée et perforée; les symptômes peuvent être fort nombreux, purement fonctionnels et de compression, et même la compression du récurrent être nulle. (Observations Landouzy et Rouxeau.)

Mais les symptômes ne seront pas toujours aussi peu nombreux, et le diagnostic peut dans quelques cas être établi nettement; les principaux signes qui pourront faire reconnaître cette situation toute partilière seront : 1° la dyspnée, le plus souvent hors de proportions avec les signes physiques de l'anévrysme, mais parfaitement en rapport avec les bruits stéthoscopiques, perçus à la naisssance des bronches ou au devant de la trachée; 2° la diminution du murmure vésiculaire dans les deux poumons avec persis-

tance de la sonorité normale ; 3° la rapidité de la maladie et la marche de la dyspnée qui va toujours en
augmentant ; 4° la plupart du temps, des phénomènes
de compression du récurrent gauche et de l'œsophage.

Pour les anévrysmes de la concavité de la crosse et
de la partie antérieure de son dernier segment, on se
basera sur les considérations précédentes, en notant
cependant que la compression du récurrent est presque constante, et que la diminution du murmure
vésiculaire avec persistance de la sonorité normale se
présente surtout pour le poumon gauche, et le plus
souvent pour lui seul.

De tous les symptômes qui indiquent une compression de la trachée, nous n'en avons pas signalé
encore qui annonce la rupture, non pas d'une façon
certaine, mais même probable ; ce sont tous des signes de présomption ; il en est qui indiquent la probabilité de la rupture, ce sont les crachements teints
ou striés de sang ; mais nous en parlerons plus loin.

La rupture de l'anévrysme qui, anatomiquement,
se fait pas à pas, se traduit cliniquement le plus souvent à l'improviste. L'hémorrhagie trachéo-bronchique se présente aussi bien à propos d'un acte ou d'un
effort insignifiant que dans un accès de dyspnée et de
suffocation avec efforts de toux ; le malade vient de se
lever sur son séant, il tousse, rit, ou prononce quelques paroles, et le sang lui vient soudainement à la
bouche. Depuis longtemps peut-être, il a remarqué
que ses crachats sont teints de sang, mais la première
fois que le sang pur apparaît, sa raison s'obscurcit e

une syncope, suite de la perte du sang, le protége souvent d'une hémorrhagie plus considérable. L'hémoptysie est quelquefois mortelle ; mais les effets de cette rupture sont variables. Entre le malade qui rend de temps à autre, pendant quatre ans, des crachats striés, ou teints de sang et celui que la première hémorrhagie foudroie en quelques secondes, il y a tous les intermédiaires. Allan Burn's rapporte d'après un autre auteur, un cas d'anévrysme où la mort n'arriva qu'après plusieurs hémoptysies répétées ; Morgagni (*De sedibus morborum*) en cite deux autres semblables ; les cliniques de Pelletan renferment une observation d'anévrysme de la crosse de l'aorte, s'ouvrant à plusieurs reprises dans les voies aériennes, et y laissant écouler une grande quantité de sang, ce qui n'occasionna point la mort, laquelle arriva par une rupture définitive dans le tissu pulmonaire. Dans les observations Reignier et Cornil l'hémorrhagie se fait goutte à goutte ; elle dure trente-six heures dans le premier cas et le malade meurt asphyxié. Dans l'observation anglaise du *Medical Times*, que Grisolle cite dans son traité de pathologie, la mort arriva seize jours après la première hémorrhagie. Dans l'observation Malherbe le sang pur apparut huit jours avant la mort. La plus belle réunion de faits analogues est, à notre connaissance, une collection de dix observations communiquées *to the Royal medical and chirurgical Society of London*, par Gairdner ; là se trouve particulièrement le fait si connu du chirurgien Liston, qui mourut six mois après la rupture d'un anévrysme dans la trachée, sans avoir présenté d'autres hémorrhagies considérables que la première ; et celui où le malade aurait présenté, d'après le Dr Sibson, la première hémorrhagie suite de la rupture, six ans avant sa mort. Dans le quarante-deuxième volume du *Medico-pathological Transactions* de Londres, Gairdner rapporte l'observation d'un homme, qui eut deux hémorrhagies successives suite de la rupture du sac, et ne mourut d'une troisième hémorrhagie que quatre ans après. Ces derniers cas sont sans doute des faits plus curieux qu'utiles au point de vue du pronostic qui ne devra jamais être basé sur eux ; mais les exemples qui les précèdent sont fort nombreux, et ils adoucissent singulièrement la sévérité du jugement que l'on portera sur la gravité d'un anévrysme comprimant la trachée ou les bronches. Dans ces cas, nous l'avons vu plus haut, la perforation est oblitérée par des caillots qui forment soupape ou bouchon, qui peuvent rester un temps variable, y présenter des caractères d'organisation s'ils n'en ont pas encore, et retarder l'accident terminal, pendant un temps suffisant pour avertir la famille de la gravité de l'affection.

Mais le diagnostic n'a pas toujours été fait, et il arrive que les phénomènes morbides n'ayant pas été assez accusés pour mettre sur la voie du diagnostic, l'hémorrhagie se présente à la suite de la rupture anévrysmale. Légère ou considérable, elle peut être rapportée à d'autres causes ; légère à une pneumonie ou au début de la tuberculose ; considérable à la rupture d'un anévrysme du système pulmonaire dans une caverne du poumon, à un cancer du poumon, à un ulcère ou à un cancer de l'estomac. Gairdner dit avoir

vu commettre ces erreurs par des praticiens expéri-
mentés : « I have seen each of these mistakes made
» by physicians nowise incompetent or inattentive. »

« Mais les cas, dit-il, où l'anévrysme est le plus facile à reconnaître, sont ceux dans lesquels l'hémorrhagie primitive est faible, et où, pendant des semai-
nes, des mois, une sécrétion muqueuse des voies
aériennes se montre en quantité assez peu considérable sous la forme : 1° de crachats bronchiques écumeux striés de sang; 2° de crachats rouillés tout à fait
semblables à ceux de la pneumonie, mais ordinairement plus abondants, plus écumeux et moins vis-
queux; 3° de crachats entièrement pourpre, ou brun-
rouge, comme l'expectoration appelée « jus de pruneaux » qui est le signe de la pneumonie au troisième
degré, et de certaines apoplexies pulmonaires dans
les affections valvulaires du cœur; 4° de crachats d'un
des genres précédents alternant avec quelques légères
émissions de sang pur, mais généralement mal coagulé. »

Dans les observations que nous avons citées, nous
ne trouvons pas les crachats rouillés, ni les crachats
jus de pruneaux; mais nous ne nous occupons que de
la compression de la trachée et des bronches, et
Gairdner avoue qu'ils se présentent surtout dans la
compression du poumon.

Cette émission de sang qui teint ou strie les crachats
n'est pas particulière aux anévrysmes déjà rompus
dans les voies pulmonaires, et en relisant les observations citées on la trouvera avant la rupture dans
presque tous les cas où le diagnostic étant posé, on a

interrogé les malades à ce sujet; dans la période où
la dyspnée est extrême, où la compression de la trachée ou des bronches est manifeste, et où on peut craindre l'hémoptysie par rupture du sac, c'est le seul signe
de probabilité de cet accident; il annonce que le travail de perforation est commencé, que l'hémorrhagie est proche. Quelques auteurs considèrent cette
présence du sang, en si faible quantité cependant,
comme une petite hémoptysie; pour quelques-uns,
c'est une hémorrhagie pulmonaire suite d'une compression veineuse, fort rare à notre avis, car les seuls
vaisseaux comprimés par la tumeur anévrysmale
sont, ou l'artère pulmonaire, ou la veine cave supérieure, et ces faits n'auraient aucune importance dans
l'espèce; pour d'autres, et Gairdner en particulier,
c'est ordinairement (generally) la suite d'une perforation étroite qui fait déjà communiquer le sac avec la
trachée; et cette opinion est appuyée par des faits.
Mais cette perforation est-elle toujours établie et la
communication, en un mot, existe-t-elle? De l'ulcération trachéale quelquefois si étendue, souvent mul-
tiple, ne peut-il pas sortir sous l'influence de la toux
une quantité suffisante de sang pour teindre ou strier
les crachats; sans pouvoir citer des faits, nous pen-
sons que souvent la perforation n'est pas complète,
que la communication n'existe pas, au moment où ce
symptôme se présente, et que son apparition répétée
indique seulement que le travail de la rupture est
commencé et qu'il faut en craindre la terminaison
c'est-à-dire l'hémoptysie dans un délai rapproché.

Nous avons dit plus haut que cette hémorrhagie s'étant effectuée et ayant laissé le malade vivant, on avait, dans certains cas, à poser immédiatement un diagnostic différentiel d'avec plusieurs affections. Il n'est pas facile de poser des règles de diagnostic dans des cas obscurs d'anévrysmes de ce genre. Cependant après avoir fait un certain nombre d'hypothèses, le meilleur moyen d'arriver au diagnostic, nous paraît être de s'y porter par voie d'élimination. Il sera absolument nécessaire de tenir compte de l'âge, de la profession, des antécédents héréditaires et personnels, car ils peuvent mettre sur le chemin de la vérité. Si l'hémorrhagie est légère, l'absence de mouvement fébrile fera éliminer l'idée d'une pneumonie, et un âge assez avancé fera rejeter celle d'une hémoptysie au début de la tuberculose ; on ne devra songer au cancer du poumon que devant des antécédents spéciaux dans la santé du malade et une odeur particulière de l'haleine. Si l'hémorrhagie est abondante, il sera certainement difficile de poser le diagnostic entre la rupture d'un anévrysme de la crosse et celui de l'artère pulmonaire dans une caverne ; mais là, l'utilité de cette recherche est contestable, le pronostic étant le même. Il n'en est pas de même de la possibilité d'une hémorrhagie broncho-pulmonaire simple, et on devra alors puiser les éléments du diagnostic dans les faits de compression trachéale ; dans le diagnostic différentiel d'avec l'ulcère ou le cancer de l'estomac, c'est sur la présence ou l'absence des symptômes de ces affections que l'on devra se baser. Enfin la réapparition du symptôme prémonitoire que nous avons signalé, permettra de reconnaître un anévrysme, un certain temps après la rupture.

On le voit, le pronostic d'un anévrysme de la crosse de l'aorte, si grave déjà par lui-même, augmente encore de gravité pour certaines positions de la tumeur. L'affection laisse souvent prévoir son issue funeste ; mais elle tue aussi à l'improviste ; elle peut laisser au malade l'espoir d'un ajournement et d'une longue agonie, jamais celui d'une guérison.

BIBLIOGRAPHIE

Malloët. — Mémoires de l'Académie royale des sciences, 1732.

Frank. — Pathologie interne, t. IV, p. 486.

Breschet.— Mémoire sur les différentes espèces d'anévrysmes, in Mém. de l'Acad. de méd., 1833. t. III.

Bouillaud. — Mémoires sur le diagnostic de l'anévrysme de l'aorte, in Archives de médecine, 1823, t. III.

Lobstein. — Traité d'anatomie pathologique, 1833, t. II.

Pelletan. — Clinique chirurgicale, 1810.

Marjolin et Bérard. — Dict. en 30 vol., 1833, t. III.

Chomel. — Gazette médicale, t. III, 1832, p. 875.

Cruveilhier. — Anat. path. du corps humain, Paris, 1852, t. II, p. 732, 636, 751, 772.

Lebert. — Anat. pathol., t. I, pl. 70.

Gendrin. — Mémoires sur le diagnostic des anévrysmes des grosses artères. Revue médicale, 1844.

Broca. — Anévrysmes et leur traitement, 1856.

Richet. — Article Anévrysme du Nouveau Dictionnaire de médecine et chirurgie pratiques, 1865, t. II.

Luton. — Article Aorte, eodem loco.

Lefort. — Article Anévrysme du Dictionnaire de Dechambre.

Charcot et Ball. — Article Aorte, eodem loco.

Potain.—Bulletins et Mémoires de la Société des hôpitaux, 1865.

Jaccoud. — Clinique médicale, 1867.

— Annotations à Graves, 1862.

Millard. — Société anatomique, 1861.

Richerand. — Sur l'ouverture des anévrysmes de l'aorte dans la trachée et les bronches, in Mémoires de la Société d'émulation, IV° année.

Moutet. — Observation de double dilatation et d'un anévrysme de la crosse de l'aorte, dont la rupture a eu lieu dans la trachée. Montpellier.

Looten. — Cas remarquable d'anévrysme de l'aorte, in Bulletin médical du Nord, septembre 1875.

Bourneville. — Mouvement médical, 1867.

Malherbe. — Observation d'anévrysme de la crosse de l'aorte, Nantes, 1859.

Dubrueil (J.). — Observations et réflexions sur les anévrysmes de la portion ascendante de la crosse de l'aorte, 1841.

Monneret. — Pathologie interne.

Chomel et Reynaud. — Dictionnaire en 30 vol., 1837.

Hardy et Béhier. — Pathologie interne.

Peter. — Leçons de clinique médicale, 1873.

Erickson. — Obs. of aneuvrysmes selected from the works of the principal Writers on that disease. London, 1845.

— On internal aneuvrysme and its relation to sudden death, American Journal of med. scienc., 1867.

Skoda.— Allg. Wiener med. Beit., 1862.

Napheys. — Med. and Surg. Rep., 1868.

Rasmussen. — Von der Hæmoptyse, 1868.

Rasmussen-Valdemar. — Fortgesetzte Beobagtungen über die Hæmoptyse, 1869, Hospital Tidende, 1869.

— Von der Hemoptyse namentlich der lethalen in Anat. und Klin. Beziehung, Hospital Tidende, 1868.

Bradbury. — Case of rare form of pulmonary hemorrhagy, in British Med. Journ.

Oppolzer. — Wiener med. Presse, 1868.

Bradbury. — Lancet, 1871.

Bourgogne. — Des hémorrhagies pulmonaires, Journal de médecine de Bruxelles, 1870.

Green. — Transact. pathol. Society, 1871

Powell. — Eodem loco, 1870.

Jaccoud. — Eodem loco, 1872.

Cotton. — British med. Journal, 1868.

Gairdner. — Med. chirurg. Transactions of London, t. XLII, The Lancet, April 1844.

Allan Burn's. — Observ. on some of the more frequent and important Diseases of the Heart, and on aneuvrysm of the thoracic aorta, t. I, p. 261.

Hodgson. — Traité des maladies des artères et des veines, tra-
duction Breschet.

Les Bulletins de la Société anatomique renferment de nombreux exemples de ruptures anévrysmales dans la trachée et
les bronches ; les observations Reignier, Ory, Cossy, Landouzy,
Fritz, Cornil, Barth, Liouville, méritent particulièrement l'attention.

EXPLICATION DES PLANCHES

Planche I.

1. Ventricule gauche.
2. Ventricule droit.
3. Auricule droit.
4. Aorte à la sortie du sac anévrysmal.
5. Paroi interne du sac.
6. Arrière-cavité du sac où se voit la bronche gauche détruite dans les espaces intercartilagineux.
7. Athérome affectant la forme mamelonnée

Planche II.

1. Tronc ischio-céphalique.
2. Artère carotide primitive gauche.
3. Artère sous-clavière gauche.
4. Branches pulmonaires.
5. Nerf récurrent adhérant aux parois du sac.
6. Eperon de la trachée, où se voit une ulcération du côté de la perforation.
7. Déchirure taillée en biseau avec une perforation au centre.

Planche III.

1. Trachée.
2. OEsophage.
3. Artère sous-clavière gauche.
4. Carotide primitive gauche.
5. Carotide primitive droite.
6. Artère sous-clavière droite.
7. Sac anévrysmal.
8. Tronc de l'artère pulmonaire.
9. Auricule gauche.
10. Aorte.

PLANCHE IV.

1. Trachée.
2. OEsophage.
3. Carotide primitive gauche.
4. Carotide primitive droite.
5. Artère sous-clavière droite.
6. Perforation pour laquelle se fit l'hémorrhagie
7, 7, 7. Branches des artères pulmonaires.
8. Veine cave inférieure.
9. Veine cave supérieure.
10. Tronc de l'aorte.

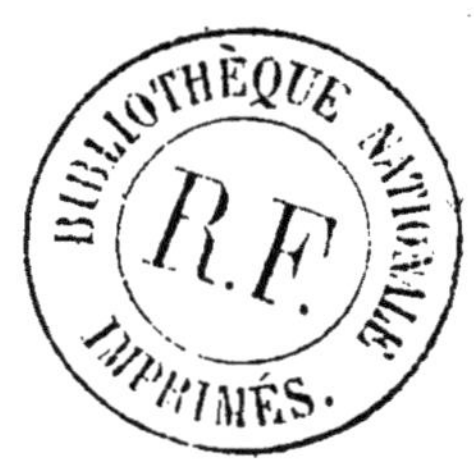

De la rupture des anévrysmes dans la trachée et les bronches. PL. 1.

L. Ordonneau del. et lith.

Imp. Becquet, Paris.

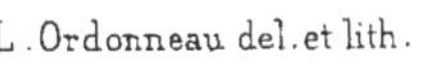

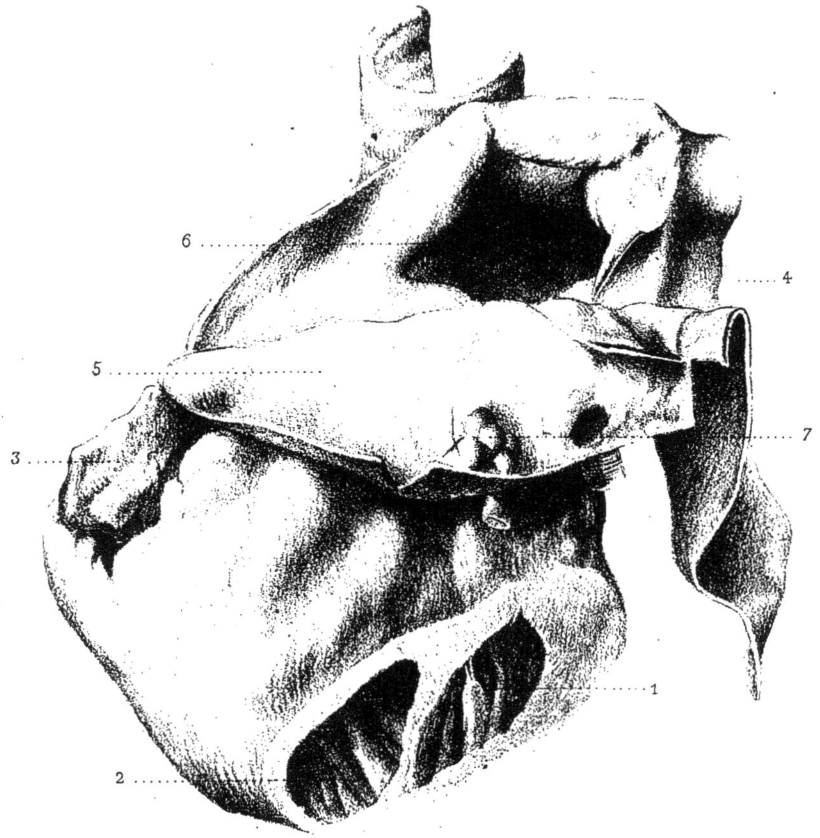

PL. 2.

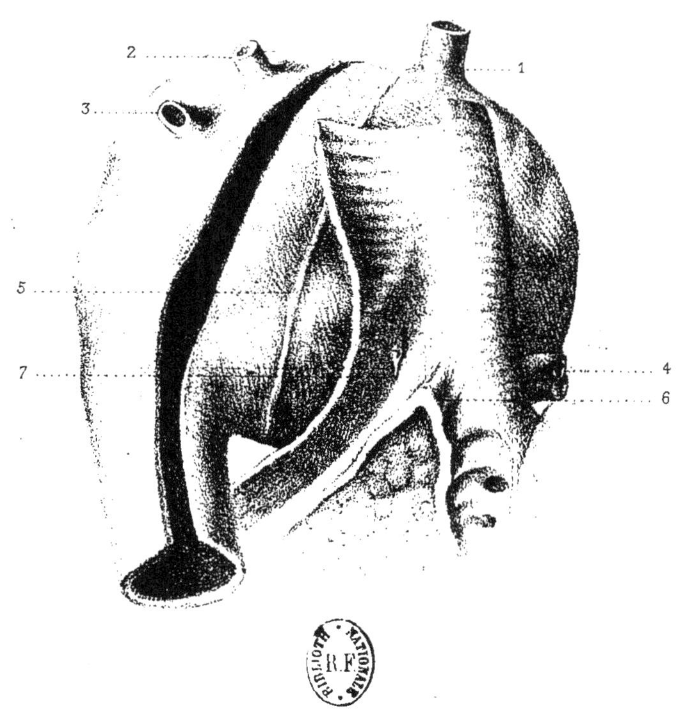

L.Ordonnéau del.et lith.

Imp.Becquet.Paris.

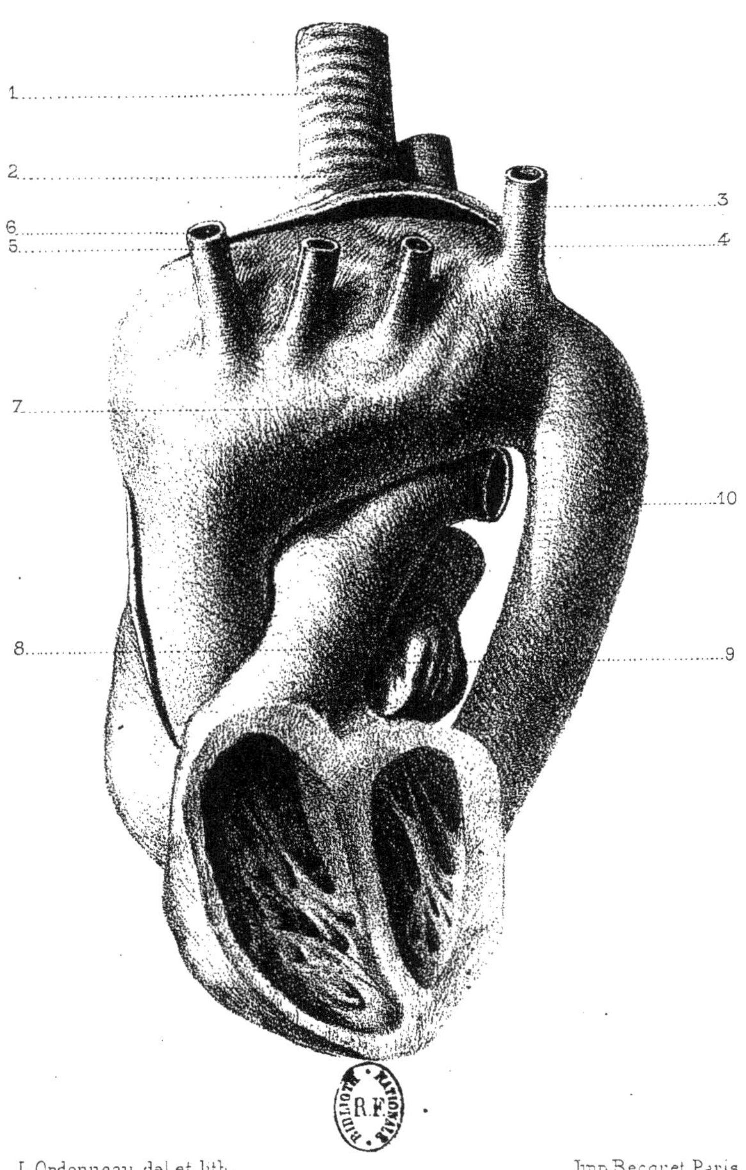

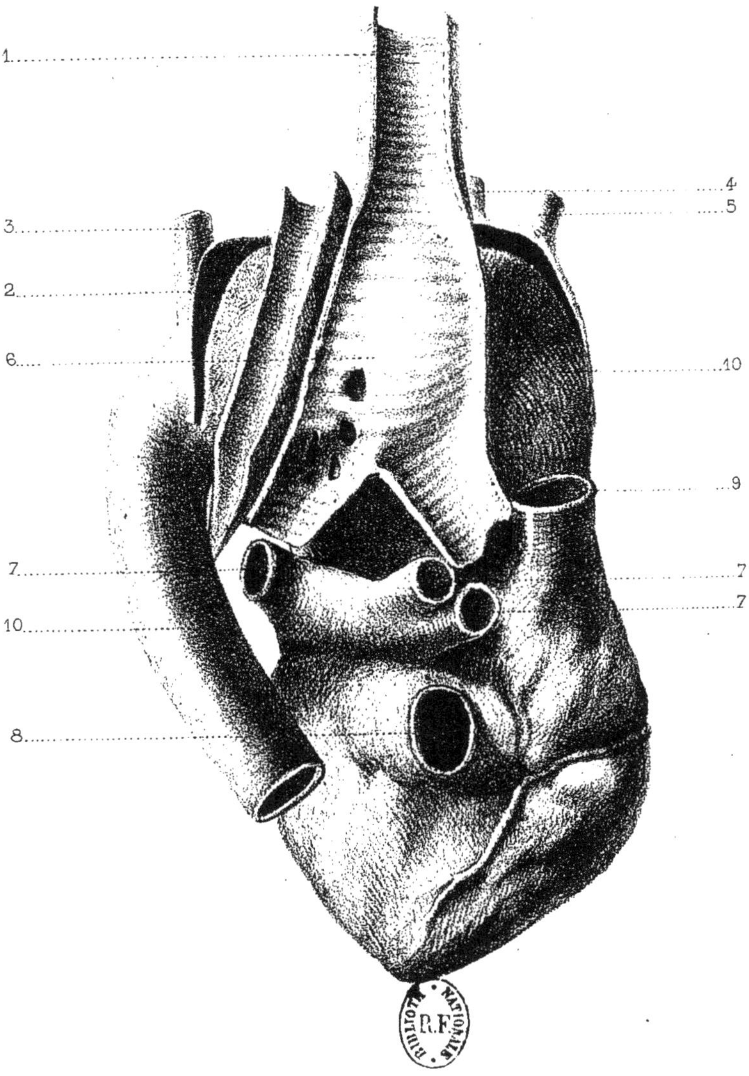
1
3
2
6
7
10
8
4
5
10
9
7
7
R.F.

Paris —Typ. A. Parent, imprimeur de la Faculté de Médecine, r. M.-le-Prince, 29-31